新書y
029

「こころ」はどこで壊れるか

精神医療の虚像と実像

滝川一廣
Takigawa Kazuhiro
聞き手・編：佐藤幹夫

洋泉社

まえがき

本書はわたしと佐藤幹夫さんとの現代のこころの問題、子どもの問題への精一杯のアプローチである。内容については解説や前置きめいたものはいらない気がする。目次に目をとおされればおよその目安はつくように思うし、語りたいことは本文のなかにある。成立事情と、いくらか私事にわたることだけを述べるにとどめよう。

佐藤さんから本を作ろうとお誘いを受けたとき、正直に言えば躊躇《ためら》う気持ちがとても強かった。本を書くことにわたしはアンビバレントである。現にこれまで単著のかたちで出した本は一冊きりである。ものを書くことが嫌いなのではない。これも正直に言えばささやかな自負もまったくないわけではない。しかし、「書く」ことへのおそれがある。おそれと誘惑は紙一重なので、断り下手も手伝って、依頼があればしばしば断れず、しかし筆は遅く、編集者に迷惑をかけっぱなしでいる。

しかも今回は対話である。ひとと話すのは、不得手なことだらけのわたしにおいても、とりわけ苦手なことのひとつである。吃音もある。これでよく対話を重要な治療手段とする精神科医がつとまるかと（われながら）思うけれども、とりえは「不得手」とはどういうものかを、たぶん（ほかの人々の平均値よりは遠くまで）わかっていることかもしれない。そのわたしに対話による本のお誘いで、躊躇いは強かった。しかし、覚悟を決めた。やってみよう。

佐藤さんは養護学校の一教員に身をやつして（？）いるけれど、もとよりただものではない。いや、養護学校の先生としても優れたベテランで、同じ障害児教育畑に身をおくわたしは深い親近と敬愛の念を抱いていた。それに加えて、『樹が陣営』という個人誌の編集発行人で、書き手としても編集者としてもただならぬ才能の持ち主である。その佐藤さんからのお誘いであれば、これはやってみるしかない。

怠け者のわたしはなんの準備もなくほとんど手ぶらで鎌ヶ谷の佐藤さんのご自宅をお訪ねしたけれども、佐藤さんのほうは、あんまり書かないとはいえ年月の間にはチリも積もってけっこうな量になったわたしの諸論文に丹念に目をとおしておられ、対話の準備ノートまで作っておられた。『樹が陣営』というタイトルだけ見ると一見遊びみたいに見える雑誌の、内容の高さの秘密を知った思いがした。水面下で繊細かつ粘り強い努力を惜しんでおられない。

佐藤さんの強い関心と問題意識にひっぱられ、対話は長くなった。一日で済ます予定が終わらず、夜になって本書の編集者の小川哲生さんも飛び入りで加わり、結局一泊し、翌日また続きをしてやっと終わった。本文で見るとおり、佐藤さんが一歩退いたインタヴューアー役になり、わたしをいろいろサポートして（持ち上げて）くださり、もっぱらわたしが語り手の体裁になっているけれど、これは表現の形式である。ちなみに佐藤さんはわたしのことを練達の臨床家とか、そのほか誉めてくださっていて、それはありがたいけれども、読者は割り引いて読んでくださいますように。

インタヴューする人には二通りある。ひとつは自分があらかじめ用意した結論やストーリーに誘導したい人たち。もうひとつは自分ではなにも考えず、情報を絨毯爆撃的に収集すればなにかが得られると思う人たち。佐藤さんは、どちらでもなく、新しい認識を切り拓こうと、そのために訊き、考え、また訊き、という作業を続け、いっぽうで自分の考えは自分の考えとして提示され、それに答えてゆくためにわたしのほうも真剣に考え、言葉を捜し、自分なりの地平を拓いてゆくことになった。表現の内容から言えば、訊かれる側が新たな発見へと導かれてゆく創出的《プレグナント》なインタヴューで、本書に優れたところがあるとすれば、ひとえに対話者として佐藤さんの持つ創造性の賜物である。

佐藤さんがテープを起こされたものを読んで驚いた。問われるまま、思いつくまま、恣意的に喋ったつもりが、全体としてある骨格というか筋道を持っている。あらためてインタヴューアーかつ編集人としての佐藤さんの力量に感嘆するほかなかった。ただしわたしは話し下手で、そのままでは読むものとしては読者に迷惑なので、手を入れてその骨格に肉づけをして供することにした。「話す」から「書く」という過程に移ったわけだが、ここでまた佐藤さんとやりとりがなされたことは申すまでもない。やりとりを通じて、考えがまた膨らんでいった。

対話のなかで佐藤さんはご自身とその家族についても率直に語っておられる。本書は家族論に一章がさかれている次第でもあり、わたしも少し触れておこう。「恋は論じるものではなく、するものである」という言葉があり、それに倣えば、家族も論じるものではなく営むものに違いない。営み下手だけが家族論を語る。この本の作成が「書く」という段階の大詰めに入ってわが家族関係は危機を迎えた。「書く」という世界に深く入り込むとわたしは日常の生活に上の空になるところがある。食事中もいつのまにかそっちに心がいっているとか。頭の中で漠とした考えが動き出す、それをとらえてなんとか言葉にする、論理の接ぎ穂をたどる、そこには待ったなしと集中とを要するところがあって、しかしこの上の空は身近で大切な人を傷つける。考えに入り込んでいるときには、さぞ難しい顔をしているのだろう。過去になんどかこの危機を繰り返してきた。そんなふうにして書きあがったものは、結果的には、わりと高く評価されるということがないわけではない。でも、わたしの考えたり書いたりすることは、果たしてそんな犠牲に値することなのだろうか。

言葉にできない謝意をこめて、本書を家族に捧げる。

二〇〇一年二月二十五日　妻の誕生日

滝川一廣

「こころ」はどこで壊れるか*目次

第六章
思春期問題への家族論的アプローチ 183

終章 「こころ」はどこで壊れるか 221

【序章】

「こころ」とはなにか

†いま、なぜ「こころ」なのか

――滝川さんとお話をするにあたって、二つの大きな柱を考えてみました。

一つは精神医療の問題と精神科医という存在についてです。なにか凶悪な事件が起きると、必ずと言っていいほど精神科医がコメンテーターとしてテレビやマスコミに出てきます。メディアをとおしてお目にかかる機会は増えているのですが、精神医療の実際をぼくらがどれだけ知っているか、昔ながらの偏見からどれだけ自由になっているか、まだまだ十分ではないだろうと思うのです。そこでぜひ精神医療の現場について、できるだけ具体的なお話をうかがってみたいということ。これが一つです。

最初に大口を叩かせていただきますが、テレビでよくお目にかかるタレント精神科医には、ぼくはかなり不信感を持っていて、テレビを見ながら、なんじゃあれは、ああいう医者にはぜったいに診てもらいたくないなどと一人で怒ったりするわけです（笑）。ここはぜひ練達の臨床医である滝川さんに失地回復していただきたいと（笑）、そう思います。

滝川　ルシアン・ネイハムの『シャドー81』（新潮文庫）というハイジャック小説をお読みになると面白いですよ。そこには事件を報ずるニュース番組に精神医学者など「著名な専門家」たちが出演する場面が出てきます。専門家たちは競ってハイジャック犯人の心理分析を繰りひろげ、あげくは大論争。その番組を機上で傍受しながら当の犯人が腹を抱えて大笑いしているという一こまです。二十数年前の小説ですが、アメリカのメディアではとうの昔にこうした専門家が登場し、同時に彼らへの不信や嘲りのまなざしも少なからず一般のものだったらしいとわかるくだりですね。それだけ奥が深い（？）ものですから、わたしなどでたやすく失地回復なりますかどうか。

——いやいや、滝川さんの論文などを拝見しても、きわめて実践的な姿勢に貫かれていて、臨床医としての腹の座り具合や自負を感じます。ここでもぜひ、タレント精神科医とはひと味もふた味も違う臨床家の「凄み」を存分に発揮していただければと思います。

それから二つ目のテーマは思春期問題です。ひきこもり、家庭内暴力、拒食症や過食症などの摂食障害などが主として思春期から始まります。そこにはどんな問題が潜んでいるのか。また十四〜十七歳の少年たちによる凶悪な殺人事件がこのところ頻発しているという印象があるのですが、本当に少年たちが凶悪化しているのか。彼らによる犯罪は増えているのか。こうした問題について滝川さんがどのようにお考えなのか。また「子どもの『こころ』がわからない」とよく言われますが、子どもの問題だけではなく、家族の問題も含め、「思春期のこころ」をどう考えていったらいいのかということですね。これが二点目です。

ぼくは精神医学についてはまったくのシロウトですので、シロウトが日ごろ感じている素朴な疑問を遠慮なく、無知を恐れずぶつけてみたいということ。それから子を持つ一人の親として、思春期という時期は親にとってもかなり危機的な状況と言いますか、難しいところに置かれる時期だという思いを強く持っています。またぼくは知的な遅れを持つ子どもたちと接していますので、そこで共通することもあるかもしれません。いずれにしてもシロウトであることと一人の親であること、それがこの本でのぼくのスタンスです。

†わたしが精神科医になったわけ

――どこから入りましょうか。そうですね、ありきたりな質問ですが、滝川さんはどうして精神科のお医者さんになろうと考えたのですか（笑）。

滝川　これはよく訊かれる質問、また、うまく答えられない質問なのですが……。

そもそもなぜ医者になったかというところから始めましょう。わたしは高校生の時代、それこそ思春期のただなかにあって、自分は人生をちゃんと生きられるかの不安がとても大きかったんです。けっこう深刻でしたね。この世を処していくに欠けたるところ多き人間でしたから（いまもですけれど）。そもそも、学業が疎《おろそ》かで、卒業時点、大学に進める成績ではなかったのです。でも、いちおう進路志望を出さないといけないでしょう。で、当時は「医者不足」が言われていた時代でした。不足しているところならシビアな競争に晒《さら》されずに済むのではないかな、と（笑）。自分にも生きられる隙間があるのでは、と。それで進学指導の教師に「医学部」と言ったら「なに考えている」と叱られたのですが（笑）、ま、そんなことが医者になろうとした動機でしたね。

医学部では、内科、外科をはじめ、すべての診療科目を勉強させられるのですね。そのうえで自分がどれを専攻するか、卒後に決めるわけです。わたしは三つ候補を選んで迷いました。一つは皮膚科、もう一つは放射線科、三つ目が精神科でした。講義が魅力的だった教授がいたことと、ものを「視る」ということがありました。皮膚科は外からじかに視て診断する学でしょう。放射線科は外から視えないものをフィジカルに透視する学です。精神科は透視しても視えない対象を視ようとする学ですね。いったい、自分はどのレベルで視ようかと迷ったのです。結局、もう精神科を選んでいた親友から（彼はとても有能な精神科医になっていますが）、お前はやっぱり精神科向きだよと説かれたのが決め手になりました。そんな次第で、あまり大それた理由はなかったのですよ。ちなみにそのときの精神科教授が木村敏先生でした。

――きわめて現実的と言いますか、そんな理由だったわけですね（笑）。職業選択というものはそんなものでしょうか。以前、滝川さんを囲んでお話をうかがう機会があったとき、教授に、いまお話のあった木村敏さん、助教授に中井久夫さんがおられ、その他、錚々たる方々に臨床家として教えを受けた、そして木村さんも中井さんも、臨床家として大変にすぐれた方だったということでしたが、「ひと」にめぐりあう時期というのはあるもんなんだなと、そのとき感じました。それで三十年近く精神科医をされてこられたわけですが、いまなにをいちばん感じますか。

滝川　いやあ、医者を選んだ動機が動機ですから、なんとかここまで生きてこられたな、よかったよかった（笑）。思春期を思い返すとフッと驚きに似た感慨を覚えないでもありません。

――なんか、いかにも滝川さんらしいですね（笑）。ある論文で、あまり論文など書かないほうがいい、臨床のウデが鈍くなる、というような、これまた滝川さんらしい（笑）ことを書かれています。なんとなくわかるような気がするのですが、そのへん、もう少し説明していただけますか。

滝川　あそこに書いたのは精神分析で言う「合理化」、つまり論文をさぼるための「屁理屈」です（笑）。でも、せっかくですから「合理化」を進めましょう。精神療法（心理療法）を本だけで読むとなんだか患者への治療者の言動はすべて考え抜かれたもので、たえず読み深く意識されているみたいな印象を受けないでしょうか。でも、もちろん、そんなわけはないので（一歩譲ってわたしの場合にはと留保してもよいですが）、理想はともかく実際には、そのときその場でのけっこう無意識的なところに依っていると思います。論文とは、そこのところを敢えて言葉《ロゴス》にする、つまり意識化する営みですね。その努力を怠ってもいけませんが、副作用もあるのでして……。副作用のひとつは自分の書いた治療論を自分の実践がなぞるみたいになることでしょうね。芸術でいう自己模倣です。ほら、フロイトでもロジャーズでも精神療法の泰斗が、治療論として書いていたことと実地に自身でやっていたことがけっこう違っていたらしいという話があるでしょう。言行不一致でけしからんという見方もできるでしょうが、さすがは一流、自己模倣に陥らないとわたしは感服するのです。自分をなぞりません。書き上げたときには、もうそこには留まっていないわけですね。わたしは一流ではありませんから、論を書くとそれをみずからなぞって治療の自由度を狭めてしまう心配があるのです。

　それから、もうひとつの理由は、治療者は無名なほうがよいからです。野球なら高名な打者の前に相手投手が名前負けしてホームランが打てるといったこともありますけど、病気は名前負けしてくれませんものね。病気は負けないのに患者だけは名前に負けるという治療関係はどう考えても好ましくはないでしょう。うまくゆきません。どこの馬の骨か知らないけれど、この治療者は少なくとも自分に向いているという実感や判断を患者さんが治療の内側でみずから抱く関係がよいので、それにはブランド性は妨げになります。

「著名な先生」というのは治療の内側で生まれた患者みずからの判断ではありませんよね。フロイトもこの点では苦労したかもしれません。「かのフロイトの患者」であることを生き甲斐（?）にする患者すら出てきてしまいましたもの。この観点からも、あまり論文や本を書かぬに越したことはないわけです。ですから、こんなインタヴュー本を出したりするのも大変よろしくないわけで、まあ、大して売れそうもないから大丈夫（笑）とはいうものの、前だったらお引き受けしなかったでしょうね。教員になって精神科臨床の前線から少し退いてしまったことが、ほかならぬ佐藤さんのお誘いだからということのほかに、お引き受けしてもよいかと思った理由です。うーん、なんか寂しいような理由だなあ。

――いやいや、やっと機が熟したと言いますか、ぼくのほうは念願が叶ったという感じです。

でも、いまのお話はよくわかります。「授業」なんかも、まったくそうですね。緻密なプログラムを組めば組むほど、「授業」のほうはダイナミズムをなくしてしまう危険がある。縛られてしまうんですね。それから無名性という点でも同じです。ぼくが感じる力のある実践者は、「おれがおれが」ではなく、さりげなく、しかしきっちりと子どもと向かい合っているという感じがありますね。ぼくなどは早々と失格してしまったわけですが、精神科医の場合は患者さんが、教員の場合は子どもが良き理解者であり、また鋭い批判者であって、それをもって瞑すべしなんで、無名性が本分なんだなと感じますね。

†「こころ」とはなにか

――それで簡単で結構ですので、取りあえず「こころ」とはなにか……。この本全体をとおしての基調音は「『こころ』というものはいったいなんなのか」という問いだと考えています。日常的な感覚としては自明なのですが、ちょっと厳密に考えようとすると、曰く言い難いものとして現れるような気がします。「こころ」というものについて、いくらかなりとも新たなイメージを提示できれば、この本の役目は果たせたかなと。

その入口として簡単にで結構ですので、取りあえず「こころ」とはなにか。

滝川　それがわかれば苦労はしませんが(笑)。そうですねえ、「こころ」というものはとにかく不自由で厄介なものだなというのが、とりあえず一番先に思うところですね。そもそも、わたしたちが「こころ」なるものの存在を意識するのは、それが自分にとって自由なものではないからですよね。

――まったくそうですね。とても厄介なものだという気がします。厄介で不自由なものだという点を探っていったとき、一つは他人の「こころ」にあっという間に同調してしまうと言いますか、感応してしまい、自分の身体の中にありながら、どこか自分のものではないような面がありますね。

滝川　たしかに自分の中にあるのか、外にあるのかわからない。「こころ」が育ってゆく順番から言えば、まず最初は外のものでしょうね。オギャアと生まれる前から（少なくとも成人における同型の）「こころの世界」をあらかじめ身体（脳）の内に備えているとは考えられないでしょう。「こころ」の世界は赤ちゃんの外に、つまり、その子をとりまく大人たちの内にあるものです。しかし、大人たちは、その赤ちゃんをけっして「こころなき者」とは見ませんよね。最初からすでに自分たちと同じ「こころ」ある存在として関わってゆくでしょう。これが人間の子育ての特徴で、この交流によって子どもの内側にも次第に大人たちのそれと同型性を持った「こころ」の世界が形成されてゆくわけです。

「こころ」とは植物の成長みたいに自生的に成熟したり、自分ひとりで恣意的に作り上げたりはできないもので、そもそもそこに不自由の原点があるのでしょうね。人間の精神機能、「こころ」の働きとは、それぞれの個体（脳）の内で生起している現象でありながら、その個体の外に共同的な広がりを持ちそこにおいて生起している現象だという矛盾を抱えています。この矛盾が、また不自由の種でしょうね。

——脳との因果関係で「こころ」を説明しようとすることは昔から行われていたのですが、「男の脳、女の脳」とか、いま、また盛んに言われますね。「脳がわかればこころがわかる」とか。個体内の現象でありながら共同的な広がりを持つ、というこのご指摘が、脳との因果関係だけで「こころ」を説明しようとすることへの、あるいは説明ができると考えられていることへのぼくの不満ですね。きわめて無防備に結びつけられているのを目にするにつけ、ちょっと待ってくれ、と言いたくなります。この点については、あとで詳しく触れていただきたいと思います。

†「こころ」は病むものなのか……

——それで、自分にとって不自由そのものになってしまうこと、まったく意のままにならなくなることが、「こころ」を病むということだと、取りあえずはそう言ってみたいのですが。

滝川　でも「こころ」は病むものなのでしょうか。一般にそう言われている状態とは、「病んでいる」というよりも、みずからの不自由なこころと「折り合えなくなった」状態ととらえたらどうでしょう。「こころの病気」というのも、考えようによってはきつい言葉でしょう。

——そうですね。そのへんについてもう少し。

滝川　いずれにせよ「喩」ですからこだわりはしませんが、どう説明したらよいでしょうか。視覚障害者を「目の不自由な方」、身体障害者を「身体の不自由な方」といった呼び方がありますね。でも精神障害者を「こころの不自由な方」とは言いませんよね、ふつう。悪いジョークとしてはともかく。視覚とか身体運動とかは自由なのが常態（自然）と観念されていますから、それらの障害や病気の婉曲表現として「不自由な」が成り立つわけです。

しかし、「こころ」とは、もともと不自由さを本質としています。健康な状態とは「こころ」が自由な状態というのではなく、その不自由さにそれなりに折り合いがついている状態でしょう。ああであればよいのに、ああであるべきだと思いつつ、なぜか自分の「こころ」はこう振舞ってしまう、ああは振舞えない、そういったわが「こころ」のしようもなさに舌打ちしたり、自己嫌悪したり、諦めたり、ちっとは克服の努力をしてみたりで、わたしたちはまあ生きています。精神的な失調とは、この折り合いがどうにもうまくいかなくなった状態だろうと思います。そして先ほど申しましたように「こころ」は個体の内側だけの世界ではありませんから、自分の「こころ」とうまく折り合えない状態は、必ず他者や世界とも折り合えない状態として現れてきます。

「こころの病気」といった言い方は、わたしも使いはするものの、個体内に「こころ」という独立した世界なり装置なりがあってそれが内部的に蝕まれたり故障したりしているようなイメージがどこかないでしょうか。そのイメージはちょっと違うかなという気がするのです。病むという表現をとれば、「こころ」が病むというより、折り合いがつかないという意味で関係が病むのでしょうね。

——はいはい、なるほど。「こころ」と折り合えないから関係につまずく、関係につまずいてしまうから「こころ」に失調をきたす、そこは必ず相互的になっていますからね。

滝川さんの「精神療法とはなにか」という論文のなかで、「人間理解や対人能力にひいでた人は、ふつうは精神療法家への道など歩まないような気がする。その方面に微妙な不全感や違和の意識があればこそ、臨床心理や精神療法への関心が芽生えるものだからだ。マインドへの関心とはそういうものである」と書かれていますね（『治療のテルモピュライ』星和書店所収）。先ほど、精神科医を選んだ理由を遠慮がちに（笑）話されたのですが、このように書かれていることは、とても興味深い。

つまり「こころとはもともと不自由なもので、なんとか折り合いながら生きていくものだ」とか「こころは病むものではない」といういまのお話とあわせ、控え目にされてはおられますが、筋金入りの臨床家、という言葉を思い浮かべます。滝川さんと話していていつも感じることを含めて補足させていただくなら、できることとできないことの限界をきちんとわきまえておられる。いかにも万能であるようなことはけっしておっしゃらない。それは謙虚であると同時に、やはり実践的態度を貫かれておられることの自負なんだなと（笑）、ぼくは勝手にそう考えていますね。

【第一章】

「こころ」はどうとらえられてきたのか

†精神医療の内実はどこまで変わったか

――次は精神医療をめぐる差別の問題と言いますか、社会の向ける「まなざし」の問題に関して、現状はどうなっているのか。滝川さんがどんなことを感じておられるか、ということを話していただけますか。

その昔、『ルポ・精神病棟』という本を読んだのですね（現在『朝日文庫』に収録――佐藤註）。著者は大熊一夫さんといって、たしか新聞記者だったと思うのですが、ある精神病院に入院し、その現状を告発するといったものだったと記憶しています。それはかなり惨憺たるもので、あのイメージがまだぼくのなかには根強く残っています。ぼくの近辺にも、事実かどうかわかりませんが、あそこの病院に入院させてはみたが、あわてて一日で連れ戻した、などという話が絶えないところもまだあるわけです。入院医療をめぐる全体の状況はどうなっているのかなと思うのです。

滝川　わたしは最初、新聞の連載で読んだと思います。まだ学生時代に。あの本に描かれた病院に象徴される当時の精神医療の水準はたしかにひどいもので、告発されて当然でしたね。ひどい面だけをセンセーショナルにルポして精神医療に対する差別的偏見や暗いイメージを煽るものだと医療サイドからの反批判もあったみたいですが、ひどかったのは確かですから、仮にそうだとしても自業自得でしょう。そう考えて、黙って臨床の場でこつこつと信頼回復に努めてきた医療従事者もたくさんいたと思います。現在では残渣的にはともかく、あんな状況は一般性をなくしていると考えてよいです。そんなに暗いイメージを持つには及ばないですよ。この大きな変化には、大熊さんのあの告発も一臂《いっぴ》の力となったでしょうね。

そこは十分に評価したうえで、でも、せっかくですから少し不足も言えば、大熊さんは健康な方ですよね。健康人が病気を装って入院して内情暴露した本でした。だからインパクトのある証言性を持ったわけですが、他方、それゆえの射程の限界もあったとは思うのです。あのルポの対象だったと言われている病院も、いま大熊さんが潜入したら、おそらく、ああいう問題はもはやない十分に近代化された病院になっているのではないかと思います。しかし、それですっかりよしと言い切るには、わたし個人としては、若干ためらいがあります。

――と言いますと？

滝川　病院は病気の人のためのものですね。精神病、とくに分裂病はなぜか病気自体の苦しみに則して人々に語られることの少ない病気ですが、じつは言葉を超えた苦しみと不安恐怖を体験する病気です。神戸の精神科医からの伝え聞きでは、少なからぬ患者さんが「大震災など病気のあの体験に較べたらものの数ではない」と語っていたとのことです。震災で医療の場が失われて再発したらどうしようと真っ先に連絡をとってきたのも分裂病の患者さんたちだったそうです。分裂病を軽い病気と考える精神科医はまずいないでしょう。これは治らないからではなく（世間で思われているよりもずっと治る病気です）、この病気がもたらす苦しみの底の深さを知るゆえなのです。

――分裂病はそれほど苦しい病気なのですか。うーん、分裂病の症例報告をいくつか読んでみたのですが、ちょっと思い至らなかったというか、正直、そこまでは考えが及ばなかったです。

滝川　そう、そういうことをわたしどもはもっと知っていただく必要がありますね。その深い底から慎重に引き上げてゆく援助が治療です。十分回復しうる病気ではありますけれども、それにはゆったりした時間の保証と、その時間のなかでのていねいな対人関係的な心くばりの必要な病気なのです。そういう努力がじっくりとなされている病院が、患者さんから見たよい病院でしょう。

本の「あとがき」で大熊さんは病院の平均在院日数を取り上げていました。相変わらず長すぎるという批判です。昔のような入院料稼ぎ、治療努力の放棄や社会的偏見からの入院長期化が許されぬことは自明の前提として申せば、現況に関するかぎり、問題は患者にとって在院期間がむしろ短すぎることだとわたし個人は思っています。アマノジャクみたいですが……。いまも平均在院日数が統計数字上依然として長いのは、大熊さんが告発したような過去の（非）医療のつけを背負わされて退院への足がかりを奪われてしまった患者さんが高齢化しつつ在院期間を延ばし続けているためでしょうね。しかし、新しく発病した若い患者さんにかぎれば、入院期間は非常に短縮されているはずです。入院期間が短い病院が「よい病院」と評価されて

います し。

けれども、分裂病の、とりわけ初発の急性期を考えた場合、その大変な体験から心身が癒えてゆくにはそれ相応のゆっくりした保護的な時間と、世界との安息的な関係のゆるやかな回復が必要だと思うのですよ。それには三ヶ月そこそこで退院させて社会復帰という治療ペースは回復を急《せ》かし過ぎていると言えます。あの本にあるような長期入院は論外ですが、いまはその裏返しですね。

現在の短期化は患者のためを図ってのことではなく、できるだけ短期入院にして病床の回転率を上げないとペイしない現行の医療費体系に多くを負っているように見えます。治療学ではなく経済学が入院期間を決める点では、昔もいまも大して変わらないと言えるかもしれません。むろん、結果的に患者の益になればそれでよいわけですけれど、「早期退院」「早期社会復帰」の建て前のもとに治療が過度に急ぎ足になった側面があります。あれほど批判された電気ショック療法が、即効性を持つとの「再評価」によって、より医療技術化されたスタイルで分裂病の患者さんにまたもや用いられたりしているようですしねえ。

――そうなんですか。なるほど……。でも難しい問題ですね。

滝川　難しいです。モダンな入院設備や機能化された治療システムを駆使して、患者を短期で退院させてゆく先端医療的な精神病院が、一見理想モデルに見えて、その裏で分裂病患者の高い自殺率や再発率、長い目で見た場合の病気の長期化・慢性化をひそかに招いていまいかとわたしは気がかりです。このあたりは潜入ルポの方法からは見えにくい点でしょうね。病院にとって病床回転率が最優先となれば、早期退院が見込める軽い患者なら入院できるけれど、ある程度以上入院期間がかかる重い病状の患者は入院できないという逆説的事態が起きるでしょう。事実、一部で起きています。最悪の事態を考えるなら、残渣的に残っていた『ルポ・精神病棟』的な医療形態が、そういう患者さんの低コストの受け皿として装いあらたに息を吹き返すという逆行現象に至りかねません。アメリカでは州立精神病院が事実上そうなっていると仄聞《そくぶん》します。

暗いイメージは抱くに及ばないと言っておきながら、いや、なんだか最後は暗い予感で……。これは予感ですから。この予感が当たらないためにいかに努力するかが、いまわたしたちの出会っている状況の課題だと感じています。差別がどうという問題より、このような実地臨床上の問題がわたしには気になりますね。

†投げつけられる言葉……

――もうひとつお聞きしたいんですが、精神に失調をきたした人たちに向けられる日常的な言葉がありますね。「気がふれる」「精神異常」「頭がおかしい」等々。「きちがい」などのように、差別語としてマスコミではタブー視されているものもありますね。一般的に、以前に比べると、露骨に心無い言葉を向けられることは減っているような気もします。ぼくらも子どもたちを連れて外に出る機会は少なくないのですが、不愉快な思いになることはあまりなかったわけです。差別という点から言えば、だいぶソフトになったと言いますか、礼儀正しくなったかなという印象がまずあるのですが、じゃあ理解が深まったかと言えば、けっしてそうではないような気もします。たとえば、知的な障害を持つ人たちと、精神の病理を持つ人たちの区別がつけられているかと言えば、どうもあやしい。

何を言いたいのかといいますと、まず差別的な感情の表出という点ではソフトになっていますが、むしろ緩やかな排除は進んでいるのではないか。彼らは不可解な存在であり、不気味な存在であり、露骨な差別はしないが敬して遠ざける、ということですね。それからもう一点、「気がふれる」「頭がヘンだ」と、「気」と「頭」を使い分けている日常の言葉にあって、それがどこまで根拠を持って使われているか、少し相対化しつつ掘り下げることはできないか、ということですね。このへんのことは、滝川さんどんな感じですか。

滝川　これも難しい問題ですね。差別語問題から入れば、ある対象を指し示す日常語を強引に排除してゆく社会は、それによってじつはその対象自体を隠微に排除している社会ではないか、という疑いを持つべきかもしれませんね。少なくとも、その対象にまっすぐ向き合って理解しあおうという姿勢のなさの現れでしょう。表出はソフトになっているけれど、むしろ緩やかな排除が進んでいまいか、とおっしゃられたのはここのところですよね。

たとえばジャーナリズムが「きちがい」という言葉を忌避するのは、そうすることで差別の障壁を取り払い、障害者と深く関わりたいという思いからではないでしょう。逆ですよね。関わり合いを持ちたくないから、やばい（？）言葉を避けたいだけです。言葉の排除が対象の排除と表裏をなしています。

言葉は生き物ですから、同じ言葉でも、時と場合、相手との関係のあり方、文脈によって正負さまざまなニュアンスを帯びるもので、あらかじめその意図で造語された言葉でもないかぎり、ある言葉が一義的に差別表現であるということはありません。また、どんな言葉でも使いようによって、いくらでも貶《おとし》めや差別の表現となりますよね。そうした言葉というものの性格をわきまえ、シチュエーションによって言葉を選び、言葉に心くばりすることこそが、人間のデリカシーというものでしょう。「差別語狩り」的な言葉の抹殺は、そのデリカシーの放棄、言語感覚の乏しさ、むしろ表現対象への無神経さを感じさせます。そうねえ、やはり佐藤さんが抱かれるのと同じ危惧を覚えますね。

ところで、一般の人たちが精神病のひとに抱きうる違和感や不安感を、ただちに差別とか偏見とかとは決めつけられないと思っています。知識や経験がないところではたしかに「不可解」とも感じられる場面があるからです。こころの病気とは、関係が病むのだと申し上げましたね。佐藤さんがおっしゃられた「気」と「頭」なら、「気が合う」とか「気心が知れる」というときの「気」、つまり他者との関係性をはらんだこころのあり方に微妙な失調が生じる病で、その失調がうんと大きいとき、わたしたちもそのひととの関係からなんらかの違和や不安を引き出されてしまうのは自然なことなのですね。大切なのは、その違和や不安の意味をきちんと理解してゆくことでしょう。差別や偏見をなくすのは、その努力によってであって、言葉を排除することによってではありません。

「気」と「頭」の使い分けですか。表現の歴史で言えば、いつの時代からわたしたちが日常の意識として、こころのありようを頭（脳）に結びつけるようになったかという問題でしょうか。精神医学の黎明期《れいめいき》にグリジンガーという精神医学者が「精神の病は脳の病である」と述べて、有名な言葉になりましたけれど、「頭がヘン」「頭がおかしい」などの表現は、果たしてこの近代精神医学を待って現れたものなのか、いや、それ以前からすでにあったものなのか、ですね。ついでに「頭がいい」とか「頭が悪い」といった言い回しも。わたしが不勉強なだけで、こういう問題はきっと研究されて、ちゃんと調べがついていることでしょうね。

それで思い出しましたが、宮城賢という詩人がご自身の精神病の体験を、回復後、本にしていらっしゃいます（『病後の風信』弓立社）。感銘深い本でした。そのなかで宮城さんは自分の病気を〈頭の病気〉と呼んでおられます。これはよくわかる気がいたしますね。病気さなかの体験に即すれば、こころの悩みや苦しみといった情緒や観念の域を超えた、「頭」という身体をも巻き込んだ激しい惑乱として体験されるからでしょう。いっぽうで、それを「頭」の中の体験ととらえることで、ある対象化というか距離を持つことも可能になりますね。これは回復の芽につながるものです。

†病理はどう分類されてきたか

――それで精神の病理と言えば、分裂病、躁鬱病、そして神経症が三大疾患として思い浮かぶわけですが、最近はむしろ「人格障害」とか「行為障害」などという言葉が目につきます。この辺の変化はどう考えたらいいのでしょうか。社会のなにが変わったことによっているのか……。

滝川　精神医学は、これまで精神疾患をどんなふうに分類してきたかの話から始めないといけないでしょうね。分類というものは、どんな分類であれ、あくまでも人為的な線引きです。その意味で恣意的なもので、どんな分類の仕方も可能なわけです。ただ、どんな分類の仕方を選ぶかに、精神障害というものをどう認識するかの思想が表わされていると言えますね。伝統的には精神障害は大きく三つのカテゴリーに分類されてきました。わたしは古典的三分法と呼んでいますけれどね。

一つは外因性の精神障害が大きなカテゴリーとなります。これは脳の実質そのものになんらかの異常なり障害が起きて、そのために精神機能に失調が起きるというものですね。「外因性」と呼ぶのは、こころにとって身体(脳)は外にあるもので、そこに「原因」があるという意味でしょう。痴呆とか薬物性の精神障害などがこれに入ってきます。

それに対してもう一つのカテゴリーは心因性の障害です。これは脳それ自体の問題ではなく、こころ自体のサイコロジカルなメカニズムになんらかの失調が生じているものですね。こころそのものに「原因」が潜んでいるから「心因性」と呼びます。神経症がこの代表ですね。

――ええ、はい。

滝川　この分類法のベースにある思想は、言うまでもなく心身二元論です。「からだ」の問題か「こころ」の問題かで精神障害を分けるわけですね。もうひとつベースになっているのが、特定病因論という思想です。これは近代医学の基本的なコンセプトで、病気にはそれぞれ特定の原因があって、その原因を取り除くのが最も本質的な治療（原因療法）だという思想です。この考えに立てば、病気は原因によって分けるのが治療に役立つ実用的な分類法となりますね。

さて原理的に考えるなら、心身二元論に立てば、あらゆる精神障害はこの二つのいずれかに属する理屈になります。

ところが困ったことに、実際には、脳の実質にはっきりした原因的な故障の存在を証明しきれなければ、サイコロジカルなメカニズムとしても説明しきれない、外因性とも心因性とも断定できない精神障害がいくつか出てきたわけです。もっと困ったことに、頻度の高さからも症状の特徴からも代表的な精神障害、精神医療の最も大きな対象である精神分裂病と躁鬱病とが、まさにこれなのです。そこで仕方なく（？）三つ目のカテゴリーを設けて、それを内因性の精神障害と呼んで、この二つの病気をそこに入れました。人間存在は、そう単純に心身二元論には収まりませんよということを示すカテゴリーかもしれませんね。

ただ、分裂病も躁鬱病も、研究の進歩を待っていつかその原因が脳に見出されて晴れて外因性精神障害へと分類されるはずだというのが、伝統的な精神医学の要請とはなっていますけれども。事実、断片的な知見からは、脳の神経伝達物質の受け渡し部分に問題が起こっているとか、一卵性双生児において一致率が高いというように、なんらかの生物学的な要因が絡んでいるとは言えます。

しかし逆に一卵性双生児でも一致しないケースも多く、その生物学的な要因とは必要条件ではあっても十分条件ではないことが推察されます。社会的、心理的な諸要因が複雑に絡んでいるのでしょう。こころとは個体（身体）の内側だけでは説明できない存在なのですね。多方面から知見が集まってはいるものの、ジグゾーパズルで言えばピースは山ほどあっても、それらがぴたりと嵌《はま》り合って一枚の図柄となるには程遠い現状です。

――大脳生理学などによって脳の仕組みが解明されることは大事な科学の営みだとは思いますし、認知心理学などもいろいろ進んでいるようです。むろんそうした動向を退けるものではありませんが、そのことによって「こころ」のすべてが解明されるわけではない、ということになりますね。分裂病を例にして話していただいたことは、「脳とこころ」をめぐるとても大事な視点だと思います。

先ほども少し触れましたが、最近、何度目かの「脳ブーム」で、「男の脳と女の脳は仕組みが違う」などという内容の本が売れたり、その手の話をときどきテレビで聞いたりするわけです。脳がこうだからと説明されると、つい納得してしまう傾向がわたしたちにはあるのですが、男の脳と女の脳の仕組みの違いがすべてわかれば男女の機微に通じることができるかというと、けっしてそんなことはないですね（笑）。だいたい「男女のこころの機微」などという日本語自体、心身二元論や因果論など、合理的な説明は及び難いものがあると言っている言葉ですし……。

滝川　脳とは身体でしょう。男女で身体の仕組みに、外見からなにから、いろいろ違いがあるのは昔からだれもが知ってることじゃありませんか（笑）。脳だけ差異がないとしたら、そのほうが不思議でしょう？　いまさら驚くことでもなく、また、おっしゃるとおり、男女のこころの機微を説明しきれるようなものでもありませんね。男女のメンタリティの違いを脳の差異に還元する発想は、逆にすべて歴史的社会的に作り上げられたフィクションだとするフェミニズム的な発想の裏返しのような気がします。

――それは面白い指摘ですね。なるほど、フェミニズムの裏返し的発想か……。「脳ブーム」とは、時代時代の社会的なファクターのなかで、その影響を受けながら生じてくる現象だと言えそうですね。逆に言えば、「こころ」にはどうしてもとらえきれない、と感じさせるところがあって、それがある不安を生じさせ、時代のモードと共にひとびとを「脳」へと向かわせるんでしょうね。

†気質と病質の問題

――気質という問題についてはいかがですか。精神科医の町沢静夫さんが、『「私」の心はどこへ行くのか』（K・Kベストセラーズ）という竹田青嗣さんとの対談集で、大きく分裂気質と躁鬱気質（循環気質）に人間をタイプ分けすることには一定の根拠がある、そう言っているんですね。あるいは分裂病質というような言い方もしますね。これははるか以前から言われてきたことではあるのですが、この辺について滝川さんはどうお考えですか。

滝川　これは「典型」という問題だと思うのですよ。わたしたちは人間理解において、とりあえずなんらかの典型に分けることをしないでしょうか。

えーと、たとえば、鳴くまで待とうの家康タイプ、鳴かせてみせようの秀吉タイプ、殺してしまえの信長タイプ。実際の三英傑が単純にこうだったかは怪しいかもしれません。でも、ここには、なるほど人間ってそんなふうに分けられるよねという典型が、単純明快に対比されているとは言えますね。だから、あの人は「家康」タイプだね、「信長」タイプだねという評言が了解性を持つわけでしょう。また、自分はどれか、なんて考えさせる力もあるわけです（わたしはどれでもなく、「鳴かぬなら　それもまあよし　ほととぎす」タイプでしょうか。天下を取れない典型ですね）。ところで佐藤さんは、血液型性格学はお信じになるほうですか？

――まあ話し半分、うけたまわっておきましょうといったところでしょうか。で、ぼくはA

B型なんですが、「そうか、二重人格のケがあるな」、などと言われると、ちょっとドキッとしたりして……（笑）。

滝川　あれは心理学者や血液学者の間では不評で、科学的な実証研究からはなんの根拠もないとされています。まあ、そうなんだろうなと思います。でも、血液型性格学がこれだけ浸透したのは必ずしも無根拠ではなく、A型はこう、O型はこうといった格好で、「そう言えば、そういうタイプってあるなあ」とか「まさにわたしはこれね」とか思わせるだけの「典型」を造形してタイプ分けし、ポピュラーな人性論に仕上げてみせたからでしょうね。あれを考えた人は、なかなかの人間通だと思います。

性格学とは違うでしょうが、文学の世界でも、ハムレットとかドン・キホーテとかラスコーリニコフとか、オリジナルな、しかもある深いリアリティを持った人間像が創造されると、その後、それが実存的な人間理解における一個の典型像になるということが起きるでしょう。複雑怪奇で摑みどころのない人間というものを当の人間が理解しようとする場合、なんらかの「典型」に分けて、そこからとらえようとするのは、ひとつの知恵なのだと思います。

精神医学者のクレッチマーが編み出した「分裂気質／循環気質／粘着気質」という類型把握も、そういう知恵としては、なるほどなあと唸《うな》らされるだけのものはありますね。どこに唸らされるかというと……また話が長くなっちゃいますね、どうしましょう？　その対談で町沢さんがもうおっしゃっておられるかしら。

――町沢さんはご自身の持論を展開されていますが、それはそれとして、ぜひ続きを（笑）。

滝川　分裂病質と分裂気質とはまた別ものです。分裂気質をシンプルに説明するとこうでしょうか。これこれの資質の持ち主が発病しやすいという、分裂病発病の可能性をもたらす必要条件となるなんらかの複数の資質があると仮定します。たぶん、あるでしょう。一卵性双生児の一致率が高いのは資質の生れつきの部分がすべて同じだからでしょうね。それらの資質は、分裂病の発病率の高さを考えればわかるように、持って生まれたものにせよ人生途上で育まれたものにせよ、多くの人々が持ちうる比較的ありふれたものと思われます。

資質とは自分ではどうしようもないものだという意味で不自由なものですね。しかし、その資質を持った人々の多くは、それとなんとか折り合って、あるいはその資質をむしろ有効に生かしたり、その人の魅力の一部となしたりして人生を送ってゆくことができます。そういう人たちの典型が「分裂気質」なのです。

いっぽう、その資質がその人の「こころ」にとって過剰に過ぎたり、資質を生かす方向への外的条件が得られなかったり、折り合いのバランスを突き崩すような事態に遭遇したりで、折り合いが大きく破綻するのが分裂病の発病です。その折り合いの回復をはかるのが治療ですね。躁鬱病と循環気質との関連にも、たぶん同じことが言えるでしょう。

では「分裂病質」はと言いますと、最初に「こころ」は内か外かの話が出ましたね。分裂病質とは、それらの資質（不自由）が、内側のこころでは折り合われているのですけれど、その折り合い方にどこかしら無理があって、そのしわ寄せが外側へ困難として現れてくるものと考えればわかりやすいでしょう。外での折り合いを犠牲にして内で折り合っている「こころ」の状態と申しますか。ですから、こころの共同的な部分、社会的な場面では折り合いの悪い、ほら、いわゆる「困った人たち」になってしまうわけですね。これが分裂病質と言われるものです。

——なるほど。

滝川　クレッチマーに唸らされる部分とは、細かいところはともかく、ここでは省略しましたが身体性をも含めた、こうした幅を持った人間理解を示したところでしょうか。病気を単なる異常性とせず、人間の「こころ」のあり方全体との関連性においてとらえていますね。少なくともわたしの理解ではそうなります。町沢さんの言われるとおり、一定の根拠のある人間理解だと思います。ところが、クレッチマーの性格学も、血液型性格学みたいに実証主義的な研究者からは「本当に客観科学的に証明できるのかよ」と叩かれて（笑）、晩年のクレッチマーは計測学にのめりこんでいったという話を聞いた覚えがあります。

†「ボーダーライン」について（1）——どのような概念なのか——

——天才の晩年は難しいという実例なわけですね。それで次は「ボーダーライン」とか「人格障害」、「行為障害」などと呼ばれる診断名についてです。なにか凶悪な事件が起きると「行為障害」、「人格障害」などの言葉が、テレビやさまざまなメディアをとおして精神科医から聞かれます。また小学校の学級崩壊の話になると、その主たる子どもを指して、注意欠陥多動性障害なる名を冠したりするわけです。「ADHD」ですね。これはアメリカのDSMという診断マニュアルに基づいた診断名なわけですが、これらはなんなんでしょうか。それから「ボーダーライン」というのも、もう一つよくわからないところがあります。それらは病名なのか。つまりそういう「病気=障害」があるのかどうか。このへんの問題についてはいかがですか。

滝川　これまた話せば長いことになります（笑）。まず「ボーダーライン」、正確に呼べばボーダーラインケース、境界例という概念ですが、この概念が生まれたのは、古典的三分法でいけば心因性精神障害、つまり神経症の治療からですね。神経症と分裂病との「ボーダーライン」、境界線上のような病態に精神療法家たちが気づいたのが始まりでした。神経症の人として治療しているうちに神経症のメカニズムだけでは説明できない、むしろ分裂病などで見られる症状や病態が出没してくる、かといって分裂病の経過はたどらず、不安定なりに辛うじて安定を保って大きな破綻には至らない、そういうケースの存在に気づいたのです。神経症治療のなかで出会った新手の患者さんでもあり、また分裂病の精神療法を志す人たちの関心も当然ながら引きつけました。こうした関心から、境界例の精神療法が熱心に取り組まれるようになりました。

ところがそうこうするうちに治療の大変さがわかってきました。熱心な精神療法が、かえってボーダーライン的な病態を引き出してしまう、そういう側面が見えてきたのです。「熱心な精神療法」というか、専門用語では「インテンシヴサイコセラピー」ですね。うまい訳語がないのですが……。

――患者さんの「こころ」に積極的に関与してゆく、というような意味ですか。

滝川　要はそうですね。患者さんの「こころ」の世界に深くわけいってゆく精神療法、もしなぞらえるなら外科手術のようにこころに深くメスを入れて葛藤や病理の根っこを抉り出すような、根本的な解決をめざした治療法ですね。

――フロイトの精神分析などをイメージすればいいわけですか。

滝川　そうです。オーソドックスな精神分析は「インテンシヴサイコセラピー」の代表ですね。

――「インテンシヴサイコセラピー」の反対の、と言いますか、対照となる治療法はなんでしょうか。

滝川　「サポーティヴサイコセラピー」ですね。

――こちらはロジャーズの非指示的で、徹底的な受容を手法とする精神療法を考えればいいいですか。

滝川　ロジャーズもそれに入るでしょうね。ただ、ロジャーズのは極端な「サポーティヴサイコセラピー」と言いますか、独特のサポートの仕方ですけれどね。一般に、こころの患部に直接メスを入れるよりも、いわば、そっと包帯をあてて保存的にケアしようというのがサポーティヴサイコセラピー、これはふつう支持的精神療法と訳されていますが。それで境界例の患者さんに「インテンシヴ」に関わっていくと、もちろん治療者の技量のいかんもあるし、なかには劇的によくなる患者さんもいるでしょうが、おおむね治療の大変さのほうが際立ってくるわけです。病理性がむしろくっきりと浮き上がってしまう。それに対して治療者も巻き込まれたりで、ボクシングにたとえればノーガードの接近戦みたいな様相の治療状況に陥ってしまったりするのです。

†「ボーダーライン」について(2)——その内実は——

滝川　なぜそうなるのかが、今度は大きな考えどころになります。フロイトの精神分析的な立場、あるいは力動精神医学の立場から言えば、神経症とはエディプス・コンプレックスの乗り超えの失敗だということになっていますね。エディプス・コンプレックスとはどんなものかと言いますと、まあ、うんと簡単に申しますと次のようなことですね。乳児期から幼児期初期のこころの世界を考えてみますと、母子関係に象徴されるような、自分と養育者との一対一の関係(二人関係)が、「こころ」の中心であり、すべてであるみたいな世界でしょう。お母さんは自分だけのお母さんではなく、きょうだいにとってもお母さんであるし、お父さんとも関係を持っているという認識にはまだ開かれていません。その意味でお母さん(養育者)は自分だけのものです。これが幼児期初期までの「こころ」の世界ですね。

——はい、母子分離以前と言いますか、きわめて母子の一体化した「こころ」の世界ですね。

滝川　ええ、相手と自分とのエロス的（愛着的）な関係が、関係世界のすべてみたいな「こころ」の世界ですね。ところが、そのようなエロス的な「二人関係」の世界に充足していた幼児も、成長につれて、母―父―自分の三角関係に象徴されるような、他者（第三者）の存在が「こころ」の視野に入ってきます。お母さんは自分との関係を生きているだけではなく、お父さんとの関係も生き、きょうだいにとってもお母さんであるという発見ですね。世界は三人以上の関係からなっており、自分もそのなかにある一人にすぎない。相手は自分だけの存在といった充足的・自己中心的な「こころ」の世界から、他者が登場し、どんなに大事な相手でも自分だけのものではありえず、そこでは競争もあり妥協もあり対立もありといった社会的な「三人関係」の世界に入ってゆかねばなりません。かけがえのないただ一人の自分から、ワンオブゼム、大勢のなかの一人でしかない自分へと、自分を二重化してゆくことになりますね。これは幼児にとってなかなか大変なことで、この過程で体験する複雑な「こころ」の綾のことを、フロイトはエディプス・コンプレックスと呼んだのです。このときの葛藤をうまく乗り超えられなかった、つまり社会的な関係性の綾をうまく「こころ」のうちに繰り込めなかった子どもは、思春期以降、いよいよ社会的な関係世界を本格的に生きねばならなくなったときにつまずきやすい。このつまずきが、なんらかの「こころ」の失調として現れたものが神経症である。簡単に言ってしまえば、これがフロイトの神経症論ですね。

これに対して「ボーダーライン」の人たちは、そこでのつまずきではなく、それ以前のエロス的な「二人関係」の「こころ」の世界をしっかり育むべき段階になんらかの不調和があって、その傷を引きずっている人たちだろうということになりました。だから神経症を対象に編み出されたオーソドックスな精神分析の方法で関わると、うまくいかなかったり、かえって大変なことになったりするわけです。

——逆にこじらせてしまうわけですね。

滝川　そうです。「インテンシヴサイコセラピー」は、治療者と患者さんとの、とても距離を詰めた「二人関係」の世界のなかで行われます。すると、患者さんの「こころ」の奥にある「二人関係」の段階での不調和の傷が、治療者との二人関係のなかで傷口を開いてしまいやすいわけです。これがこじれてしまう理由、力動精神医学の立場からとらえた「ボーダーライン」の基本的な病理ということになりますね。

——そうすると、先ほど分裂気質と躁鬱気質のタイプについて話していただいたのですが、「ボーダーライン」の気質もタイプ付けられることになるのですか。

滝川　「ボーダーライン」では、ある気質とか資質との折り合いの問題であるよりも、二人関係という「こころ」の世界内での傷みたいなものとの折り合いの問題でしょうね。

——「ボーダーライン」の人たちは「二人関係」が十分に経験されてこなかった、というお話でしたが……。

滝川　経験してこなかったのではないですね。経験していますが、ただ人間の経験とはすべて調和的に体験されるとはかぎらないわけでしょう。「二人関係」の世界がなにかの事情で十分には調和的に体験されずに、なんらかの傷やフラストレーションを大きく残してしまったのがボーダーラインケースと言えるのではないでしょうか。

†「ボーダーライン」について（3）——その治療は——

——そうしますと治療としては、どんなことが目指されるわけですか。「二人関係」の体験を追体験する。よいものとしてもう一度体験しなおす、ということになりますか。

滝川　治療に関すれば、そうですね。内面の問題に深く踏み込んで、それをもう一度洗いなおすというインテンシヴな治療より、それほど強烈ではない、やわらかな親和的な「二人関係」を体験しなおすことを目指すでしょうね。言うはやすしで、それがたやすくできれば苦労はないわけですけど……。心底ではそういうやわらかな関係を求めつつ、なぜかそれが培えないところに「ボーダーライン」と呼ばれる人たちの独特の苦しみがあります。そこを理解しながら、どちらかと言えばサポーティヴなサイコセラピーをめざしてゆく、その工夫だということになりますね。

——「二人関係」のなかでなにが育まれるかと言えば、自尊感情や他人を愛し、信頼する感情の基になるもの、人間関係の根っこになるものであり、「ボーダーライン」の人たちは、そこに弱さがある、と考えていいですか。

滝川　そうですね。付け加えますと、プラスとマイナスとはじつは別々ではなくひとつのことの両面みたいなところがありますでしょう。自尊感情と自己中心的感情。愛することと拘束すること。信頼することと寄りかかること。どちらも根っこは同じで、「二人関係」の「こころ」の世界は多かれ少なかれこうした両面性からなっています。親子関係、恋人関係、夫婦関係での「こころ」模様を顧みれば思い当たらないでしょうか。「ボーダーライン」の人たちの弱点は、人間関係において、こうした両面性のうちマイナス面が過度に前景化してしまうところでしょうね。

――この「二人関係」のつまずきは、実際の治療のなかで気づかれてきたということですね。

滝川　精神分析の治療史のなかからですね。フロイトの書き残している症例のなかに、うまく治せなかったケースがすでに出てきます。「狼男」の症例ですとか。

――ああ、はいはい。

滝川　あれは神経症ではなく、境界例だったのだろうと、のちの研究者から言われていますね。

――なるほど、そうなのか。それで、滝川さんご自身は治療技法としてはロジャリアンでもなければ、精神分析家でもない、折衷主義を旨としていると、あるところに書かれていましたが、実践的態度としてよくわかります。ただ、基本的には力動精神医学を立場としているわけですね。

滝川　無党派というかテキトーというか……（笑）。でも、どちらにスタンスがかかっているかと言えば力動精神医学的な「こころ」のとらえ方をしていると言えます。

――そうしますと、メディアなどでなにか発言する場合も、立場によって若干発言のニュアンスが変わってくる、ということはあるわけですか。発言するに当たって、精神科医たちはいちいち自分のよって立つ場については説明されないわけですが。

滝川　変わってくるでしょうね。発言する精神科医でも、小此木啓吾さんのように自分は精神分析学だと旗幟鮮明にされている方もいます。心理系では岸田秀さんならフロイト、河合隼雄さんならユングとか。あとは、ご自身が自分のよって立つ場と任じていらっしゃる方とか、立場もなにも（笑）、ただ場あたりに発言される方とか……。

†「人格障害」、このデリカシーのないネーミング

滝川　次に「人格障害」ですが、「人格障害」の概念は、力動精神医学とは別の流れから出てきたものなのです。精神医学は大きく二つの流れからできています。一つは正統精神医学。もう一つが力動精神医学です。

正統精神医学というのは、近代医学の枠のなかで精神疾患をとらえようとするもので、基本的には病気をフィジカルな現象として、できるだけ生物医学的にとらえようとするものです。一方の力動精神医学は、ご存じフロイトを元祖とするものです。無論フロイト以前の歴史もありますがいったんフロイトの精神分析学として集大成されたもので、精神障害を基本的にメン

タルな現象として、できるだけサイコロジカルにとらえようとするものですね。この二つの大きな流れがあって、けっこう仲が悪かったりするのです（笑）。実際には、相補的な関係にあるわけですけれどね。

――さっきの質問の繰り返しになりますが、実際治療に当たっているお医者さんでも、どちらかの立場に分けられるということになるわけですね。

滝川　当然そうなりますね。もちろん、折衷的な立場をとる人たちも、旗幟不鮮明な人たちも多いでしょうが。たとえばアメリカで言えば、かつては力動精神医学が隆盛だったわけですが、いまは精神分析派は退潮して正統精神医学が大きな潮流になっています。こちらの流れのなかから「人格障害」という概念は出てきたのです。

――やっと腑に落ちました。さきほどの「ボーダーライン」もそうでしたが、「人格障害」についても、いろんな方がいろんな言い方をしていて、さまざまなニュアンスをこめて説明されているのですが、そこでの立場によるバイアスがかかっていたということですね。

滝川　精神医学とは、人間のこころのあり方や行動のあり方、社会的なあり方の一般性と、その特殊性としての逸脱《ディスオーダー》や病理とを対象とする学と実践なのです。客体的な物質現象を対象とする学や実践と違って、じつは自分たちを、つまり主体的な現象を対象としているわけですから、その方法はけっしてニュートラルなものではありえないのですね。必ず自分の人間観、その人間観に基づく方法的立場というバイアスがかかります。そのバイアスが、さまざまな学派を生み、さまざまな「説明」を生みます。そう、佐藤さんのおっしゃるとおりです。問題は、そのことにどれだけ自覚的かどうかでしょうね。

――まったくそうですね。でも「人格障害」というのも、すごいネーミングですよね。

滝川　そう、すごい（笑）。翻訳にも責任があって、つまり「障害」という訳語、「人格」という訳語、どちらも悪いのです。英語にもどせば「パーソナリティ・ディスオーダー」でしょう。日本語で「人格」というと、人格者などというように、価値的な、倫理的な含みが入りますね。パーソナリティとは、人となりとか個性とかいうようなものですね。人にはそれぞれ、その人持ち前のものの見方、感じ方、ふるまい方があって、それがその人を個性づけています。それをパーソナリティと呼ぶわけですね。人格と訳してしまったのが、間違いのもとかもしれません。

ディスオーダーを「障害」と訳してしまうのも問題で、英語では要するにオーダー（標準）から外れているという意味の言葉で、日本語の「障害」とは含みのずれがありますね。

――不登校になって学校に出ることができなくなってしまうこともディスオーダーですが、三年間皆勤するというのもディスオーダーであると。つまり標準からズレているということですね。

滝川　そうです。平均をとれば大多数の子どもたちはそこそこ登校している。長期欠席も皆勤賞も、その基準からずれているわけですから。ディスオーダー概念には、本来的には、価値判断はもとより病的かどうかの判断も加わらないはずなのです。なぜオーダーから外れたのかを考えたとき、背景にしかるべき病理性が見出されたものにかぎり、はじめて病気とかほんとうの意味で「障害」とか呼べるのです。

——新聞などを読んでいても、なにかというと「人格障害」という言葉が出てくる。でも、「人格障害」というと、意味合いとして全否定の言葉になりませんか。君は人格に障害がある……、ちょっとたまらないですよね（笑）。

滝川　たまらないですね。精神医学者は医者なのですから、これにかぎらず自分たちの患者さんに与える病名とか診断名を考えるにあたってデリカシーを持つべきなのですが……。なんでこんなふうなんでしょうか。わたしは「時計がくるっている」とか「きちがいのようになって探しまわった」などの日常表現にいちいち神経を尖らす癖はありません。しかし、専門家たちの造語するあれやこれやの診断名のデリカシーのなさには同業者としても……。うーん、この人たちは自分たちをなにものだと思っているのでしょうねえ。しかも、メディアで「人格障害」なる用語が取りざたされるのはなにか問題が起きたようなときですから、ますます否定的イメージですね。ものの見方、感じ方、行動の仕方の特徴が、だいたいの人はこうだという基準や範囲から外れている、これがパーソナリティ・ディスオーダーの字義どおりの意味です。もっとふつうの言葉で言えば「並を外れた個性」という意味ですね。

——そうとしたら、なぜ「人格障害」などという概念を精神医学がわざわざ必要とするようになったのですか。強い個性は病気……ですか？

滝川　臨床的に言えば、まわりを見まわしてもわかるように「並外れた個性」の持ち主はやはり世を生きにくいことが多いためでしょうね。外なるこころの部分、対人関係においてたしかに失調を起こしやすいのです。教科書を開けば、ナントカ人格障害、カントカ人格障害と、デリカシーを疑われる「障害」名が羅列されていますけれど、これこれの個性の持ち主ってとりわけ失調しやすいよねという類型わけと、その失調の仕方をパターンわけしたものですね。

研究史的に言うと、たぶん次のようなことだと思います。二つの流れの話に戻せば、力動精神医学の流れからは「人格障害」なる概念は生まれませんでした。大雑把な言い方をすれば、精神分析的な人間観は、人のこころはもともと非合理なものだというものです。岸田秀さんが「人間は本能が壊れた存在だ」と繰り返し強調されるのはここですよね。

本能とは生得的にセットされた種保存のための合理的・合目的な生きる基本様式のようなものでしょうか。人間にはそういう合理性は失われている、と岸田さんは説いてやみませんね。力動精神医学的観点には、人間のこころはなんでもありで、なにをしでかしても驚かないというところがあります。人間が垣間見せる尽きせぬ非合理性には驚かないけれど、その非合理の構造や成り立ちを合理的に解析することはできるのだ、それが精神分析だという立場ですね。どんなディスオーダーにも驚きません。

これに対して正統精神医学は、身体医学の精神ヴァージョンですから、基本的にこころの世界は合理的なものだととらえます。近代医学では、人間の身体メカニズムは合理的に作られており、にもかかわらず不具合が生じるとしたら、細菌感染とか癌細胞の増殖とか、なにか異常が起きた結果で、それが疾病だと考えますね。同様に人間の認識や感情、行動は基本的には合理的であって、そこに大きな非合理が見られたら、脳なり「こころ」なりに異常が起きたためだとします。つまり、それが精神病や神経症だと考えるわけですね。ところがそこでぶつかったのが、オーダーを超えて非合理な、非適応的なふるまいをしばしば見せながら、しかし、精神病の診断も神経症の診断もあてはまらない人たちがいるという事実でした。病気でもないのに非合理な人たち。正統精神医学的観点からは、これはまったくの驚きで、その人たちに「人格障害」という特別な名称を与えてあらためて研究対象にしたのでしょう。

このように人格障害概念を考えても、力動精神医学と正統精神医学とは、近代市民社会の人間観が生み出した対立的・相補的な二分枝だとわかりますでしょう。西欧近代が、自由で主体的で合理的な個人という人間観をうちたて、しかし、それゆえにこそ逆に不自由でなかなか主体的に生きられずけっこう非合理な人間存在という現実に直面せざるをえなかったとき、前者はむしろ非合理性のうちに人間の「こころ」の本質をとらえ直そうとし、後者はあくまで「こころ」の本質は合理的なものととらえ、非合理性をできるかぎり脳の病理のうちに探し出そうとするものなのです。

――なるほど。でも力動精神医学と正統精神医学の二つは、対立的というより、ある相補性を感じますね。人間存在を見据えるときに自ずと呼び寄せる二つの見方、と言ったらいいんでしょうか。一方ではまず全体をとらえて部分の構造性を洞察していく、もう一方はある部分を因果的に見て全体にいたろうとする、と言いますか。どちらが正しいというより、自ずと二つの見方になってしまう。

それで後者の場合ですね、アルコール嗜癖や脳内出血、その他事故による外傷によって脳がダメージを受ける、という場合はわかります。その部位によって言語中枢や運動表出系がダメージを受けたり、視覚系がやられたり、記憶を司る機能がダメージを受ける、ということはわかります。けれどもそれ以外、精神病理学的にはどんな症例になるのですか。またその治療は、リハビリテーションなどの運動機能訓練や薬物療法が中心となるのでしょうか。

滝川　正統精神医学では、原則として、どんな「こころ」の働きにもすべてそれに対応する脳神経系の生物学的な物質過程が存在するはずだという観点をとります。したがってそれぞれの精神障害には当然その障害に対応するなんらかの物質過程の異常が潜んでいると考えるのです。その異常の所在が脳のどこにあるかを特定してゆくという意味で、佐藤さんがいま言われたように、基本的に、部分から見てゆくという局在論的な方法論となりますね。中毒や脳損傷などマクロな化学的・物理的ダメージによる病気は外因性精神障害のカテゴリーに収まり、これは大変わかりやすいですね。しかし、こうしたマクロな脳のダメージだけではなく、脳神経系のさまざまなメカニカルな機能不全を想定して、それによって精神病や、さらに神経症の発症や症状のなりたちまでも究明してゆこうとするのが正統精神医学の方法意識なのです。どんな症例？と佐藤さんは問われましたけれど、どんな症例をも、まず脳神経系の病理ではないかという目で検討しようというのが、その立場ですね。

†時代と病態

――もう少し時代との関連についてうかがいたいのですが、たとえば、ヒステリーはもとより躁鬱病、分裂病という三大疾患がかげをひそめてしまった感が表層的にはあるのですが、実際の増減はどうなのか。また分裂病も時代の波を受け、その様態が変化するものなのか。もしある変化があるならば、その変容についてどんな時代的事情があると滝川さんは考えておられますか。

滝川　かげをひそめたわけではなくて、おっしゃるとおり表層的にはトピックスになっていないだけでしょうね。情報社会になればなるほど、むしろ例外現象ほど大きなトピックスになるところがあるでしょう。非行の話に戻れば、戦後の少年殺人の発生数と報道率との相関を調べたことがあります。表をお見せしますね。（表①）ごらんのとおり、発生数が急減してゆくのに合わせて逆に報道率が上昇してゆくのですね。希少で特異な現象ほどニュースヴァリューが上がるからでしょう。

いまも少年殺人が大トピックスで、引きもきらぬ報道ですね。でも冷静に統計をとれば現在

表① メディアは現実の推移を正しく反映しているか

昭和21—54年

年齢 / 年（昭和）	12歳以下	13歳	14歳	15歳	16歳	17歳	18歳	19歳	計	実数（報道率）
21～25年	0	1	0	1	7	8	1	6	24	1532（1.56％）
26～30年	1	2	1	2	7	5	8	9	35	1980（1.76％）
31～35年	2	3	2	8	9	9	9	8	50	1863（2.68％）
36～40年	3	1	7	3	6	7	9	3	39	1915（2.03％）
41～45年	0	0	5	4	7	9	9	13	47	1460（3.21％）
46～50年	5	3	1	4	5	5	6	4	33	606（5.44％）
51～54年	4	3	4	10	3	2	2	5	33	345（9.56％）
計	15	13	20	32	44	45	44	48	261	9701

新聞に報道された未成年殺人者数（単位：人）

※20歳以上の共犯者がいたものは除外
※集団強盗、集団暴力等で殺害者が十分特定されていないものは除外

『青少年非行・犯罪史資料』全3巻より算出
（赤塚行雄・他編・刊刊堂出版社 1982-83）

ほど少年殺人の発生率が低い時代はありません。調べればわかるはずなのですが。少年法改正でも、そういう事実を視野に入れたうえで進められているのか、おぼつかないですね。被害者はプライバシーまでつぶさに暴かれ、加害者は少年法の陰に隠れて匿名性が守られるという甚だしい矛盾も、情報社会におけるメディアの特性ぬきに語れない問題でしょう。

いや余談になりました。ちなみに研究者の関心も、ありふれた病気よりも珍しい病態やトピックス的な課題に集まる傾向はありますから、その方面の論文や本が活況を呈すという現象は起こります。しかし、それは現実の全体像を映し出すものとは言えないでしょう。まあ、そんなわけで、現実の巷や病院は「人格障害」や「行為障害」の患者さんであふれ返っているわけではありません。ご安心を（笑）。昔もいまも分裂病や躁鬱病のケ

アが精神医療の本流であることに変わりはないと思います。地道なルーティンワークの世界は、ことさら表層に現れないだけでしょうね。

少しPRをしてもいいですか。わたしも編集に携っている『治療の聲』という精神医学雑誌（星和書店刊）があります。そこでは創刊号から現在の5号まで「分裂病の治療課題」という特集で押しています。一般には雑誌の特集は日替わりランチ式に毎号変わるものでしょう。あえて同じ特集を続けているのはルーティンワークこそを掘り下げたい思いからです。佐藤さんのご質問ですが、分裂病に関してはその特集をお読みください（笑）。

【第二章】

DSMは「分類」のためのマニュアルにすぎない

†警察に行けば「非行」、病院へ行けば「行為障害」……

――「行為障害」について少し説明していただけますか。

滝川 わかりやすく言えば、いや、言わなくても単に「非行」のことですね。それに医学めいた名称と形式的な診断基準を与えたものに過ぎません。警察へ行けば「非行」、病院へ行けば「行為障害」(笑)。

――うーん(笑)。非行少年は行為障害少年になってしまうわけですか。ぼくは牧歌的なのかもしれませんが、非行というのは、ある種「通過儀礼」的な意味がありますよね、とくに男の子にとって。「父親」なるものや、学校や社会という「規範」的なものへの反抗というのは、程度の差はあるでしょうが、だれでも通過するものではないですか。それが強く現れた場合、かつては不良やツッパリと呼ばれていたわけですが、いまや「行為障害」という障害を持つ子ども、とされてしまうわけですね。

滝川 「非行」なら、だれでも知っている言葉、ほぼ社会的に共有されている概念ですね。佐藤さんの言われた牧歌もはらみながら。そうした馴染んだ概念を捨て、新たに「異形」の子どもたちが現れたみたいな新語を流布させて、どんな意義があるというのでしょうねえ。

なぜ、こんなものが出てきたかと言えば、「行為障害」とは、先に佐藤さんも触れられたアメリカの精神医学者たちによるＤＳＭという分類マニュアルが作った概念です。このマニュアルは人間の心的行動に観察されるオーダーを外れた現象はすべて網羅しようというものですから、物を盗んだり、壊したり、うそをついたり、人を害する子どもは、子ども全体から見ればオーダーを外れているとして、席を与えられ、新たな名前を与えられたのでしょうね。新語を新作するのもＤＳＭの特徴です。

まったく憶測というか勘ぐりですが、経済学が絡んでいるかもしれません。アメリカでは医療に保険会社がうるさく介入します。カウンセリングや精神療法的な手助けが役立つ非行少年はたしかにいますが、「非行」では保険会社が治療費を出さないでしょう。これは「行為障害」という立派な精神障害だと言いくるめて、はじめて援助できるみたいな事情があるかもしれません。わが国ではＤＳＭを客観的な科学的診断システムと信じている向きもないではないようですけれども、案外に社会的経済的なアメリカ事情に彩られたもので、科学的普遍性という点ではどうか？　とわたしはひそかに疑っています。

「行為障害」なる真新しい用語が背景事情ぬきに輸入されて、そういう特別な「こころ」の病気を持った子どもたちが現れた、増えてきたみたいな錯覚をもたらしているとしたら、とても問題ですね。いや、現にもたらされています。

――はい、教育の現場にも、じつは錯覚による混乱が生じ始めています。その最たるものが、「行為障害」と「ＡＤＨＤ」ですね。これまでうかがったように「行為障害」とは要するに非行のことだと。それなのにさも特別な「障害」を持つ子どものように見なされてしまう。行動

（非行）や「こころ」や、知的な遅れ等によるなんらかの問題を持つ子どもたちはいるでしょう。その子たちに適切なケアを、というきわめて当然のあり方が、いつのまにか、排除の論理に傾いてしまう。そのときに力を発揮するのがこの「行為障害」と「ＡＤＨＤ」です。ここは微妙ですよね。

これは伝え聞いた話ですが、自分の受け持つクラスに不適応を起こしている子を捕まえ、ＤＳＭの項目をチェックして、あなたのお子さんは「ＡＤＨＤ」に該当しますから児童相談所に行って然るべく措置を相談するようにと親に伝え、親のほうから当然のごとく、猛反発をくらったという例があるといいます。一部の教師までが、安易にこのＤＳＭを濫用し始めているわけです。

ここはちょっと強調したいのですが、通常の、四十人ほどのクラスに適応できない子どもは必ず出てくるわけです。そのときにその状態をきちんと見きわめ、どのようなケアを施すのがベターであるかという判断は、とても大事です。ところが、安易に「行為障害」だとか「ＡＤＨＤ」だというようなレッテルを貼り、クラスから排除しようとすることは避けてほしいですし、現場にいる人間はぜひ慎重であってほしいと思いますね。

†分類は「診断」ではない

――次は診断名を下すという問題についてうかがいたいと思います。たとえば中井久夫さんや木村敏さんの本を読むと、患者に診断を下すときには治療者として慎ましくあれというようなことが書かれていたと思います。中井さんの『精神科治療の覚書』（日本評論社）という本から引用しますと、「われわれは患者にラベルを貼る時には、外部にむかって医者が取る職業的態度ともいうべき『断言』を行ないそうになるときは、われわれの内実を省みるべきではあるまいか。さらにそういう内実をできるだけ普通の言葉で患者や家族に伝えるべきであると思う」と書かれています。

こういうお医者には安心して診てもらえる。ちゃんとこちらを一人の人間として見てくれている、と感じるわけです。ところがいまテレビで活躍されている精神科医の皆さんは、どうなんでしょう、もっと慎ましさがあってもいいのではないか。「人格障害」であるとか「行為障害」であるとか、問診もしないで堂々と診断されるわけです。しかもそれが電波に乗って流れ、何千万の人が見る。そのことをどれだけ自覚しておられるのか。DSMのようなマニュアルがあって、そこにあてはめて判断しておられるんでしょうが、項目がチェックされるからといって、そんなに簡単に診断が下せるものなのかという疑問が湧くわけです。そのへんが、ぼくの不信感の大きな理由なのですが……。

滝川　診断とはなにかということでしょう。なんのために医者は診断するのか、ですね。それは患者さんの援助に役立たせるために診断するわけです。

――まったくおっしゃるとおりだと思います。あとで触れようと思っていたのですが、精神鑑定というものは治療を目的とはしていないですよね。治療を目的とした場合とそうでないときとでは、診断を下すにあたってまったく異なった構えになるのではないか。精神鑑定にある危惧を覚えるのはその辺なんですが、併せてお聞かせいただければ。

滝川　精神鑑定と診断とは別ものですね。だから、わざわざ「鑑定」という言葉を使って診断という言葉は使わないわけです。

――医療の用語と法律用語の違いではない、つまり用語の違いだけではなく、あり方そのものが本質的に違っているということですね。

滝川　そうです。鑑定は治療行為ではなく、鑑定の結果、治療が必要ということはあっても、それは結果で鑑定行為そのものは治療を直接目的とはしていません。司法鑑定を進めてゆけば、治療からは遠ざかりますね。逆に治療的な目的意識を持って関わったら鑑定はできないと思います。たとえて言えば、解剖と手術とは違いますでしょう。鑑定は、なぞらえればこころの司法解剖なわけです。鑑定とはこの人はこういう病態なのだとできるだけ明示してゆくのが仕事、治療とはその人を現にある病態からできるだけ遠ざけてゆくのが仕事です。

診断は治療のためのもので、診断という行為がすでに治療行為でなければなりません。この患者さんはいまどういう問題にぶつかっていて、その問題はどういう構造を持っていて、だからどんな援助が有用かを考えるのが診断ですね。ですから「この人は分裂病だ」というのはじつは診断ではありません。

それは精神医学が用意した疾病分類の抽斗《ひきだし》のなかに、これはこの抽斗に入るだろうと分けただけの話です。診断ではなく分類ですね。

もちろん、疾病分類の抽斗も、この抽斗の病気にはだいたいこんな対処や治療法があるといった経験的・理論的な処方がセットになっているかぎりでは無意味ではありません。分裂病にはこれらの薬、躁鬱病ならあれらの薬が効くと、分類にそって治療法が分かれるわけですから。しかし一歩踏み込んで、その人のいまの状態にはどの薬のどんな量や組み合わせが最良か、どんなメンタルな配慮が必要かなどの答えは、疾病分類の抽斗には入っていません。この場合は、いったん抽斗から出して、その患者さんの個別的な病態や心理的、社会的な諸状況をひとつの立体的な構造としてとらえねばなりません。臨床医学における真の診断とはそういうものだと思います。

逆に言えば、それによって治療や援助の方法が左右されねば、そんなにこまごました疾病分類は必要ないことになります。診断とは、細かく仕分けられた診断分類のどの抽斗に押し込むかよりも、その人がぶつかっている失調の構造を心身両面、さらに生活状況、社会状況から理解することですね。

治療は、その構造の全体をにらみながら、そのなかで動かせるものから動かすことによって、よりよい状態、より苦しみや失調が少ない状態に変化してゆく手助けのことです。

わたしは折衷派で、どちらかと言えば力動精神医学に足がかかっていると申しましたけれども、力動精神医学は問題を構造的にとらえるための一つの方法論というか方法意識を持っているわけです。患者さんの失調を、「こころ」の体験としてとらえたとき、どんな構造のダイナミズムが見て取れるか、それを一所懸命やってきたのが力動精神医学でしょう。フロイトの古典理論がそっくり妥当かどうかは別として、その方法意識はいまも生命を失っていないと思うのですね。

†精神科医は「正常―異常」の線引きに、安易に加担しないでほしい

――香山リカさんがある新聞で、なにか犯罪があったときにコメントを求められる。そのときにある程度臨床の経験があれば「見込み診断」はできると。「見込み診断」という言葉を使っていたのですね。患者さんとの問診をして診断するのが本当なのだけれども、場合によっては「見込み診断」をしてしまうことがあると、そんなことを書いていたのです(『讀賣新聞』二〇〇〇年六月二十九日夕刊)。ぼくは香山さんの書くものは比較的好きなんですが、「見込み診断」はちょっとまずいんじゃないかと違和感を覚えたのです。この場合も診断というよりは分類づけなわけですね。

滝川　分類づけですね。

――そう言っていただくと、ぼくの違和感はハッキリするわけです。香山さんは時代感覚も抜群ですし、メディアにおける自分の役割に対しても、他の精神科医の人たちよりはるかに自

覚的だと思います。ただ、通常の理解を超えた犯罪が起きたときマス・メディアがなにを求めているのかと言いますと、メディアの側は、絶対にはっきりと口にすることはしないでしょうが、精神科医の口から「○○障害」であるということを引き出し、大急ぎで異常者の犯罪ということにして、安心したい、そういうことだと思うんですね。そしてメディアに出る過半の精神科医も、それに易々と加担する。

こういう構図は宮崎事件以来、批判されてきたことですね。でもいっこうに改まらないばかりか、ますますひどくなっているのではないかとぼくには思える。ですから香山さんには「見込み診断」などをして、そういう構図に安易に手を貸すようなことはしてほしくないなと。それが違和感だったのですね。

†「ＤＳＭ」とはなにか

――それで、分類の基準となっているそのＤＳＭですね。これまでいろいろ話していただいているのですが、ＤＳＭというのはすべてのディスオーダーをカタログ的に羅列した、ちょっと途方もないと言いますか、そういう分類マニュアルのようですね。

滝川　なるほど、あれはカタログですねえ。構造として問題をとらえる観点からすれば、ＤＳＭというのは問題を構造としてとらえることを捨てた診断法です。正しくいうと臨床診断法ではなく、分類法です。もともと統計研究のためのもので、治療を直接めざした分類ではありませんから。わたしは臨床には使いません。学術論文を書くときには、論文の作法として「ICDやDSM分類ではどうか」にも触れるかもしれませんけど、そもそも論文を書かないほうなので……。

詳しくは知りませんが、こんな経緯だったようです。WHO（世界保健機構）が作ったICDと呼ばれる病気の国際分類があります。これは死亡原因の統計調査に始まった疾病分類です。たとえば日本人は脳出血による死亡率が高いとかは、この統計に基づくわけですね。世界中の統計ですから、統一が必要です。国によって分類はおろか、疾病概念すら違う。診断の仕方も違う。医療水準も違う。これでは統計にならないので、世界のどこでも同じ病名、同じ基準で診断可能な標準化された分類システムが求められました。そのためにできるだけマニュアル化された簡明な方法を選んだのです。症状や所見を列記して、この中のいくつ以上が満たされればこの診断名をつけましょうというものです。単純平板に過ぎると言えば言えますが、もともとが死亡統計を目的とした分類で、治療目的ではありませんからそれでよかったのです。

当初のICDは、精神疾患に関しては大雑把でした。自殺を除けば精神疾患で死ぬことは少ないので、まあいいかと（笑）。ICDは何回も改訂を繰り返してきましたが、そのうち精神疾患の分類もきちんとやりましょうと言い出されて、それをしたのがICD—9、9版目のICDで、万国共通の精神障害の網羅的分類を作り、診断基準を設けることになりました。

ところがアメリカの精神医学会はICD—9に不満だったのです。そこでアメリカ独自の修正版として作られたのが、ＤＳＭ－Ⅲ、つまりＤＳＭの第3版でした。ＩＣＤはすべての病気にコード番号をふりましたが、ＩＣＤ－９のコード番号はそのまま使って、さらにその下に下位ナンバーをつけて細分化したり、診断名を変えたり、入れるカテゴリーを変えたりしたわけです。そうやってアメリカバージョンが作られ、今度は逆にこのＤＳＭがＩＣＤに大幅に取り入れられるようになりました（ＩＣＤの委員会でアメリカの精神医学者の発言力が強くなったのかもしれませんね）。いずれにせよ、単純平板な操作的マニュアルであることには、ＩＣＤもＤＳＭもかわりません。元は同じですから。

――分類マニュアルが診断のマニュアルに転用される。そしてまるで「人格障害」とか「行為障害」というような「障害」＝病があるかのように一人歩きしていく。これは主客転倒と言いますか、本末を転倒しているのではないかという気がするんです。共通の分類基準ができるということは意義のあることでしょう。それを認めてもなお、使用するにあたっては、やはり慎重さと言いますか、留保を要すると思うんです。

たとえばぼくらも子どもの発達検査をします。社会性の項目では一歳六ヶ月レベルだとか、認識や言語は何ヶ月レベルだとか、あるいは他の検査では感覚水準だとか象徴化水準だとかやるわけです。けれどもそれは、その子の全体像＝実態をつかみ（いわゆるアセスメントですね）、目標設定や課題設定をし、プログラムを作るための一つの手掛かりにすぎないわけですね。自前の発達検査を作成したぼくの私淑する先生も、発達検査はレッテルを貼るためのものではないことを何度も念を押される。ところが、それを使っているぼくらの間では、いつのまにかなんとか水準とか一歳六ヶ月などという言葉が一人歩きし、それがあたかもその子そのものであるような転倒が起きてくるわけです。

メディアなどで、無造作に「人格障害」であるとか「行為障害」であると言っているのを聞くと、それと同じ危惧を感じるわけです。しかも実地にカウンセリングをしたわけでもないのに、犯罪現象だけをとらえＤＳＭという分類マニュアルを用い、容疑者である少年に対してレッテル貼りがなされていく。最近の町沢静夫さんなんか、町沢さんどうしたんだろう？と思うくらい本の中で「見込み診断」をされている。町沢さんなりの使命感のようなものがあってのことでしょうが、かつての名著『遊びと精神医学』（創元社）のファンとしては、「見込み診断」をされる「声の大きさ」がとても気になる。たとえばＩＱが70だとか90だとかということがきわめてプライベートで秘密厳守事項であるように、精神医療の診断もそれと同じじゃないですか。ぼくらが人前であの子のＩＱはこれこれだなどと言ったら、首が飛びますよ。それくらいプライベートでデリケートなはずのことを、平気で口にされている。

†「ＤＳＭ」のカラクリ

滝川　ＩＣＤやＤＳＭをどこまで治療現場の人たちが使っているかはわからないですけど……。先ほど言いましたように立体的な構造把握ではなく、チェック項目の平面的羅列です。実地臨床には役立ちにくいものでしょうね。もちろん、作成した人たち自身はその限界は知っています。マスとして統計をとるには、こんなかたちで操作的に区切るしかない。医療水準の格差によって統計にばらつきが出ないためには（つまり藪医者でも名医でも同じ診断となるには）機械的な項目チェックで「診断名」がつくものにしなくてはならない。そうした徹底した標準化が主眼の分類で、個々の患者さんの理解やケアに資するのが直接の目的ではない、それはわきまえているでしょう。おっしゃるとおり、使う側の自覚の問題が大きいかもしれませんね。

ところでDSMの特徴のひとつは、原因分類はしないということでした。病因仮説や病理には基づかない。あくまでも客観的に観察可能な症状だけで精神障害を形式的に分けましょうという原則です。原因や病理を持ち込むと、しばしば病因論をめぐる学説上の対立に出会うからですね。それでは決着がつかないし、理論的立場や学派によって診断が異なっては困るので、症状の形式分類に徹しましょう、と。古典的三分法が解体されます。ですからDSMでは、神経症のような「心因性のサイコロジカルな失調」という病因論に基づく概念や診断名は捨てられます。しかし、これはこれで見識と整合性を持った分類法ですね。

ところがややこしくも、そのDSMにひとつだけ病因仮説に基づく診断概念が持ちこまれました。阪神淡路大震災で有名になった「PTSD（心的外傷後ストレス障害）」ですね。これは明らかに仮説的な病因論に立つ分類項目です。分類体系としての整合性、原理性を崩してまでこの項目が必要だったのは、ヴェトナム帰還兵からそういう患者さんが頻出して社会問題となり、対処を迫られたからだと思います。これはたしかに精神障害で医療支援の対象だと明文化する必要があったのですね。これでも推察できるように、ＤＳＭはアメリカなりの社会事情に則して作られたもので、今後もかの地の社会的文化的な要請に合わせて改訂が繰り返される性質のものと考えたほうがよいでしょうね。そもそも、ＩＣＤの国際分類をよしとせず、わざわざアメリカ版を作ったのは、もっと自国の実情にかなったものをという要請があればこそではなかったでしょうか。

そうした性格を承知でならともかく、ただただ最新かつ普遍的な医学的知見みたいにＤＳＭの諸概念がわが国に輸入されて、用語だけがメディアを一人歩きしたりするのはどうなのでしょう。

――メディアをとおしてそうした分類づけをすることの功罪ですね。功もたしかにあるでしょう。けれどもぼくは罪のほうがとても気になるわけです。先ほど教師の例を出しましたが、教師はもう権威が失墜していますから、親に当然のごとく反発を食らうわけです。けれども医者はまだ権威があって、しかも精神医療に関してはなおさらシロウトは口を挟めないようになっています。

「専門家」という名のもとにラベリングされ、それが絶対であるかのように流布されていく。「こういうマニュアルがあり、とりあえず分類すれば」という前置きが一つあっただけで印象が違うはずなのに、ほとんどの精神科医の方々は、まったくそのことには触れません。精神医学の進歩の成果のごとく（実際進歩しているのでしょう）、なにかと言えばＤＳＭを持ち出してくる……。

それからもうひとつ言いたいことは、それがたとえば「人格障害」ではなく自閉症や分裂病という名称であったらどうですか。無造作には使えませんね。上野千鶴子さんが以前、ご自身のある著書のなかで「自閉症」という言葉を用い、それは「自閉症」の人たちにとって誤解を招く使い方だということでクレームを受けたことがありますし、たぶん新聞もテレビも、差別問題に抵触するということで、必要以上に慎重になるはずなんです。「人格障害」その他だって同じではありませんか。差別語だから使うな、と言いたいのではなく、一方では過敏な対応に終始し、もう一方はおそろしく無造作に乱用する。

この節度のなさですね。ぼくも滝川さん同様、マスコミの言葉への自主規制や言葉狩りには疑問を持っているわけですが、テレビで発言される精神科医の方々は、あまりに無自覚過ぎる。

滝川　いや、申し訳ありません（笑）。

――いやいや、ちょっとアックなってしまいました。でももうちょっと言わせてください（笑）。神戸の事件の際、精神鑑定がなされたわけですが、その結果が明らかになった後の『朝日新聞』の記事を引用します（一九九七年十月一日朝刊）。こんなふうに書かれている。

「（略）男子生徒には、相手に苦痛を与えて自分を性的に興奮させる『性的サディズム』の精神障害（性障害）がみられ、快楽を得るために殺傷を繰り返したとしている。男子生徒には

『行為障害』の症状がみられたことがすでにわかっているが、『性障害』はこれとは別の項目に分類される精神障害の一種で、二つの精神障害がみられたことになる。精神病や心神耗弱や心神喪失の状態でなかったことも明らかになっており、これで鑑定のほぼ全容が解明した」

　傍点はぼくが付したのですが、精神病ではないと書いてはいますが、性障害を精神障害としている。記事では性障害というのがDSMの分類によると後の部分で触れていますが、これを読んだ一般の読者がどんな印象を持つか。精神病と精神障害を厳密に区別などして記事を読むわけではありませんね。「あれほどのことをしでかすヤツなんだ、やっぱり精神に障害があったのか」、と受け取ります。

滝川　DSMの「性障害」の項目は、いろいろな性倒錯を分類しようという項目です。けれど、たとえばホモセクシャルを「障害」などとしようものなら、アメリカ社会では大問題になるのは明白です。しかし、オーダーから外れた現象ではありませんから、分類体系に入れないわけにいきませんね。でないと網羅性が損なわれますから（分類とは、いったん始めると、すべてを収めたくなるものなのです）。そこで一工夫したのです。

　ホモセクシャルの用語を避け、「性同一性障害《ジェンダーアイデンティティディスオーダー》」という耳慣れない名称を与えて、「性障害」のカテゴリーからは外しました。つまり性別《ジェンダー》における自己同一性《アイデンティティ》の問題で、本人が「自分は同性愛者である、これが自分だ」とそれをアイデンティティとして自認しているなら、それは障害ではない。そのアイデンティティが持てずに苦しんでいるなら、それはアイデンティティの障害だから、同一性障害として「精神障害」に入れてよいという理屈にしたのです。手品みたいですね。

――なんかいかにもアメリカ的ロジカルと言いますか、差別問題に過敏である分、強引な論理を捻出せざるをえなくなる疲弊が出ているわけですね。

滝川　サディズムやマゾヒズムのほうは、いまのところ米国でも、そのまま「障害」の用語としても差し障りがないのでしょうね、SM愛好者の団体から差別だ偏見だと訴訟が起こされるような……。でもやっぱり、それだけで「精神障害」に数えるのはまずいというわけで、診断基準では、本人がそれで苦しんだり大きな社会不適応を起こしたりしているものにかぎり「性的サディズム」とか「性的マゾヒズム」と診断することになっています。繰り返しになりますが、DSMは、純医学的というより、社会的な要素がたぶんに入っていると考えたほうがよいのです。

†神戸・少年Aについて

滝川　それで、髙山文彦さんの『「少年A」14歳の肖像』（新潮社）を読むと、神戸の少年自身、自分の性のあり方に苦しんでいたことがわかりますね。鑑定で「性的サディズム」とされたこと自体は妥当と言えるでしょう。また彼の行動は犯罪でしたから、「行為障害」の鑑定もDSMのうえでは妥当ですね。裏返して言えば、なにが起きても、どれかあてはまる診断名が用意されている網羅枚挙的な診断分類がDSMだということが、これでよくわかりますでしょう。

少年は、女性の裸体とかポルノシーンにまったく性的亢奮が起きず、動物を殺すときになぜか性的な亢奮を覚える自分に気づき、さらにそれはふつうでないことを知り、愕然として苦しんでいますね。自分から選んだわけではない。そうなろうとしてなったわけではない。性に目覚めたとき、すでにそういう自分がいた。性倒錯とは、いずれもそういう性質のものですね。「こころ」とは、自分のものでありながら、どうしようもなく自由でない、なにか知らぬものによって制縛されている、その端的な例がここにも見られます。ですからフロイトもそうでしたが、近代市民社会が成立した時代、性倒錯の問題に心理学者たちは強い関心を呼び起こされたのです。

じつは、わたしたちだって例外ではないでしょう。別に倒錯した性でなくても思春期の頃、性の目覚めのなかで、いかんともしがたく囚われてある自分、なぜか不自由な自分というものにぶつかり、密かに苦しんだ体験はだれでもあるでしょう。それをどう潜《くぐ》ってきたかは人さまざまでも。こういう痛覚って、事細かに話さなくてもわかりますよねぇ。

——はい、とてもよくわかります。「魔物」が自分のなかに棲んでいる、と彼は書いていたのですが、自分のことを考えてみても、最初はわけのわからないまま突き動かされているという感じでしたね。

滝川　神戸の少年も同じだったのだろうと思います。そこはわかってやらなくては……。ただ、少年の場合、ヌード写真にどうしても目がいくとか、ある女性の姿態が妄想のように「こころ」を離さないというかたちでなく、生き物の死や殺傷のイメージに対してそれが起きてしまうかたちだったのですね。そこまでは彼の責任ではありません。そういう特異な性衝動を知らぬところで運命が与えたのですから。性衝動を抑える難しさ、多かれ少なかれ振り回されるのは、だれもが知るところですね。しかも少年のそれは、その性質上、ひどく孤立したものでした。それにどう耐えぬき、どう折り合えるか、隘路《あいろ》だったかもしれませんが、なんとかその道が見出されていたなら……。「快楽を得るために殺傷を繰り返した」という新聞記事が一般にもたらすイメージと、その鑑定が「性的サディズム」という言葉によって少年に見ていたものとの間には、おそらくずれがあるでしょうね。

——髙山さんの本はぼくも読んだのですが、あれを読む限り、いろんなボタンの掛け違いが起きていると感じました。むろん結果論になってしまうのですが……。母親の接し方はどうだったのか、学校の対応はどうだったのか。児童相談所や医者にも診てもらっているわけですが、そこではどうだったのか。無条件に批判するつもりはないですし、あとで言っても仕方のないことは承知でなお、ボタンの掛け違いが累積されてしまったという印象を強く持ちました。

†〈境界例〉を夫婦にたとえてみれば……

——それでもう少しＤＳＭの相対化と言いますか、批判を続けたいのですが、滝川さんの

「青年期境界例」という論文で、夫婦関係とのアナロジーとしてかなり皮肉を込めてDSMについて書かれていますね。ぼくはとても面白かったので、転記してみます。

《I 夫婦における境界例的現象

一般性との接線を探るために、DSM—Ⅲ—Rの「境界性人格障害」の診断基準の項目と、夫婦間において一般的な現象として生じうる失調との近似性を取り出してみよう。DSM—Ⅲ—Rの診断項目は、果たしてどこまで境界例患者にのみ特異的なものであろうか。事柄の性質上いささか下世話な記述になるが、以下に対比を試みる。

a 過度な理想化と価値化と価値切り下げの両極端をいききする——蜜月のとき相手の〈人格〉がどう見え、不和のとき同じ相手の〈人格〉がどう見えるかの落差。夫婦における男女は互いに「最高のあなた」から「あなたたなんて最低」までの極端な振幅をもちうる。通常の夫婦関係はこの振幅の間で微妙に、ときには激しく、針を揺らしつつ営まれている。「夫婦喧嘩は犬も喰わない」の俚諺は、価値切り下げと価値化の両極端に臆面もなく振れるのが夫婦で、そんなものに第三者が振り回されるのは愚だとの知恵であろう。もちろん、価値切り下げに針が振り切れてそのまま破綻するケースもある。

b 衝動性。自己破壊的になりうる領域、たとえば浪費、性、物質常用など——程度はさまざまとしても、夫婦葛藤、家族葛藤のはけ口が、浪費や衝動買い、不倫、飲酒などに向かう例は珍しくない。万引、やけ食いもある。

c　感情的不安定さ。抑うつ、焦燥、不安への著しい退行——やはり激しい夫婦葛藤、家族葛藤のなかで多かれ少なかれ陥る心的状態であるまいか。

d　不適切な激しい怒り、怒りのコントロールの欠如。たとえばかんしゃく発作、いつも怒っていること、繰り返される喧嘩——「なんでそんなことで怒るのよ（不適切な怒りじゃないか）」「お前こそ」といった応酬、かんしゃく、長く口もきかない状態、激しい衝突の繰り返し。いずれも夫婦不和の典型的パターンである。

e　繰り返される自殺の脅かし、ジェスチャー、あるいは行為——「死んでやる！」とは、とりわけ昔の夫婦喧嘩における決まり文句だった。不和からの自殺企図も実際にある。

f　自己同一性の障害——「私たち夫婦って一体なにかしら」「自分たちの結婚生活ってなんだったんだろう」「妻（夫）の座ってなんだろう」という深刻な懐疑や不確実感。家族（夫、妻）たる意味の喪失や拡散。

g　慢性の空虚と退屈感——昔から「倦怠期」の名でよく知られている。

h　見捨てられを避けようとする必死の努力——見捨てられ不安だが、夫婦におけるその現代的形態として世にいう「粗大ごみ」「ぬれ落ち葉」などが挙げられようか。この例のように現代では夫（男性）側に強いが、過去には妻（女性）側に強かったであろう。依存度が高い側に生じる現象だからである。もっとも、現代の夫婦不和では、境界例ほど必死の努力は払われないかもしれない（別れてしまう）。

　これらの5項目が満たされれば「夫婦（家庭）崩壊」と診断される（?）。表面的な類似に過ぎないだろうか。境界例の病理は、インテンシブな個人精神療法場面で顕在化したり親子関係を舞台に激しく展開されるなど、対象関係論でいう二人関係の場でもっともその姿をあらわにする。「二人関係の病理」と呼びたいほどだが「病理」と呼ぶ前に、人格障害でもなんでもない普通の夫婦にも、その危機や波乱において近似の現象が起こりうる事実にこそ注目したい。二人関係の世界には、いわば〈境界例性〉とでも呼ぶべきものが、本質的・普遍的にはらまれていて、葛藤状況でその姿を現すのだとは考えられないだろうか。一般に私たち成人が濃密な二人関係の世界を持続するのは夫婦なので、深刻な夫婦葛藤状況においては、あわやＤＳＭ—Ⅲ—Ｒの基準を満たしかねないところまでいきうるというように——。

　もちろん、差異も強調しなくてはならない。夫婦の境界例的現象は基本的にその配偶者という特定の間（だけ）で生起するもので、他の人間関係（対象関係）では問題なかったり、離婚し別の男女と一緒になれば今度はうそのようにうまくいったりする。境界例では、相手かわれど主かわらずの傾向が強く、重いケースほどさまざまな人間関係に同じ現象が反復される。さまざまな人間関係を二人関係の相に引き込んで、境界例的現象を出現させるというべきか。それも二人関係の相手との「間」で出現してくるというよりも、ひとり相撲のように本人の「内」

で起きてしまう色彩が濃くなる。二人関係の心的世界に不可避的にはらまれる〈境界例性〉が、その部分だけ拡大され、しかも対象や状況のいかんを問わず、たやすく引き出されてしまうのだろう。》

これを拝見して、おれんとこは立派な境界例じゃねえか、と思ったり、でも、多かれ少なかれどこもこんなもんだろうと思ったりもしたのですが、滝川さんのところはどうですか、なんて。それはさておき（笑）、ボーダーラインが二人関係の失調であることから夫婦関係に着眼してDSMを相対化してみせたこの手腕は、さすが滝川さん！　という感じでしたね。

滝川　昔の話ですが、親子関係に悩んだ親御さんから相談を受けたことがあったのです。心配はわが子が「境界性人格障害」ではないかということでした。本で調べたら、診断項目に一致するというのですね。こじれの背景状況を詳しくうかがったかぎりでは、先ほどお話ししたようなボーダーラインとは別と思われましたけれども、親御さんの目に映ったその子のふるまいは、形式的にはなるほど診断項目のいくつかにあてはまって見えたのです。

本にこうあるではないですか、とその方は不安でいっぱいでした。しかもね、その専門書とやらは、境界性人格障害なるものについて悲観的なことばかりが並んでいるのですよ。いや、あなたのお子さんは違う気がします、でもこの診断項目では、といったやりとりのすえ、少しわたしも焦れて、仮にこういう項目が現象的にあてはまってもただちに「障害」というわけでないと思いますよ、一例を挙げれば、これらはこじれた夫婦関係などにも該当するものではないでしょうか、でもそれを「境界性人格障害」とはしないでしょうと申し上げたのです。すると、その方の硬かった表情がふいに生きいきと動いて、そう言われれば、と小膝をうつように頷かれたのです。わたくし、昔、離婚調査の業務をしていたことがあります、いやあ、じつにそうですねえ、と（笑）。それから、あの考えにちょっぴり自信を持ちました。

――なるほど。そういういきさつがあったわけですね（笑）。

†かつてわたしは「ADHD」（注意欠陥多動性障害）だった？

――それから「注意欠陥多動性障害」（ADHD）の診断基準の具体的項目を見て、ただ単純に思ったことで、滝川さんのように冴えた芸がお見せできないのは残念ですが（笑）、小学校低学年時代の自分を振り返ると、ほとんど該当するのですよ。まさに自分が程度の差こそあれこうした傾向を持つ子どもだったことがよくわかりました。たとえば、

A――(1) 不注意の症状 (a) 学業、仕事、又はその他の活動において、しばしば綿密に注意することができない、または不注意な過ちをおかす。(b) 課題または遊びの活動で注意を持続することがしばしば困難である。(d) しばしば指示に従えず、学業、用事、または職場での業務をやり遂げることができない（反抗的な行動または指示を理解でき

ないためではなく）。（e）課題や活動を順序立てることがしばしば困難である。（f）（学業や宿題のような）精神的努力の持続を要する課題に従事することをしばしば避ける、嫌う、またはいやいや行う。（g）（たとえばおもちゃ、学校の宿題、鉛筆、本、道具など）課題や活動に必要なものをしばしばなくす。（h）しばしば外からの刺激によって容易に注意をそらされる。

この七項目が該当します（笑）。たぶん、昔のぼくに貼られていたレッテルは「どうにも落ち着きのないクソガキ」というものだったはずですが、いまでは立派な「ＡＤＨＤ」ということになってしまう。「六ヶ月以上続き、その程度は不適応的で発達の水準に相応しないもの」という但し書きがありますが、こんなものは担任とソリがあわなかったり、診断者のさじの加減によってはどうとでも判定できますね。（2）が衝動性―多動性となっていて、こちらは引用しませんが、ぼくはここでも五項目チェックされる。いまでも半端ではないイタズラ小僧たちは健在だと思いますが、イタズラ小僧はあっというまに「ＡＤＨＤ」というレッテルを貼られてしまうことになるわけです。

以前、ぼくの同僚のお子さんの話を聞き、その行動がちょっと深刻かな、ここにカテゴライズされるかな、という例を知っています。その人からすれば、そんな生易しいものじゃないよ、ということになるでしょう。それはよくわかります。けれどもその一方で、滝川さんがこれまで示してくださったように、これを相対化する視点をしっかり持っている必要があると思います。

滝川　「ADHD」がどんなものかと申しますとね、注意をじっくり集中できない、落ち着いてじっとしておれない、衝動のままに動いてしまう、という行動特性の目立つ子どものことです。でもこれって、子どもに多かれ少なかれ観察される行動特性に過ぎないでしょう。だから佐藤さんが子ども時代を振り返って俺のことかと思われてふしぎはないですね。さぞかし（笑）だったのでしょうね。幼児を見ればわかると思いますが、周囲をたえずスキャニングし（気を散らし）、刺激があればぱっとそっちに注意を走らせ、好奇心のまま動きまわるのは、「探索行動」といって幼児にはしかるべき行動パターンです。探索行動によって幼児は世界を広げてゆくのですね。空腹に泣く、痛かったら叫ぶ、怒りにかんしゃくを起こすなど刺激や衝動に矯めを持たずにすぐ反応するのも、フラストレーションに自力で対処できず危険から身を守れない乳幼児には当然の適応行動でしょう。それによって大人にすばやく対処してもらうのです。衝動の抑制が強い、じっと我慢の子では、そのほうが心配ですよね。この意味では、これらは子どもなる存在が持つ基本的な行動様式のひとつなのです。

――まったくそうですね。おとなしすぎるんじゃないかと感じる子は（乳幼児など、とくに小さな子ですね）、注意深く見守るなり、健康診断などの際に相談されるなりしてもよいかもしれません。

滝川　しかし、まあ、成長につれて、今度はひとつにじっくり注意を向けるといった探索の仕方を覚えてゆきます。フラストレーションに対処するわざが身につくにつれて、衝動コントロールも可能になってきます。そうなるのがだいたいは学童期ですね。つまり、少しずつ大人の行動様式が可能になって、文字どおり「大人しく」教室に座って授業に向かえるようになるわけです。けれども成長の足並みは均一ではありませんから、なかにはこの子どもの行動様式を、その年齢層のオーダーに比して過度に持っていたり、長く持ち続けたりする子どもが出てきても当然でしょう。それがある程度を越えて目立つ子どもたちを、ＤＳＭでは「ＡＤＨＤ」と名づけたのです。そして、そこまでです。

しかし、問題はこの先で、どうしてその行動様式を長く持ち越す子どもが出てくるかでしょうね。なんだか講義みたいになってきた。よろしいですか。

——ええ、もうぜひ（笑）。

滝川　ひとつは個性、個人としての資質でしょうね。佐藤さんはこのクチだったのではないですか。「落ち着きのないクソガキ」の片鱗はいまも生きていて、ただし、いまは佐藤さんの魅力の一部をなしているでしょう。かつては注意の散漫さに見えたものが旺盛な知的好奇心や情報のスキャニングのよさに、多動で衝動的だとされたものが素早い行動性やためらわない実行力に。個人誌の有能な編集発行人にはまたとない資質じゃないですか。こういう個人資質とでも言うべきものが、「ＡＤＨＤ」のある部分を占めていると思います。少なくとも、診断基準を忠実に適用するかぎり、こういう個人資質を拾いこむことになります。

――大変ありがたいと言いますか、畏れ多いご指摘をいただいたのですが（笑）、わたしのことはさておいても、おっしゃるとおりだと思います。ちょっとはずれた個性の持ち主の多くが、拾いこまれてしまう。

滝川　ふたつ目は、なんらかの事情で、じっくり集中したり衝動を抑えたりの大人の行動様式をしかるべく学びとってゆくチャンスに乏しかった子どもです。非常に不安定な養育環境におかれてきた子どもに多いですね。児童養護施設にいくと、そういう子たちにたくさん出会うでしょう。現在、社会問題視されている被虐待児《アビューズドチルドレン》も、その行動はしばしば「ＡＤＨＤ」の診断基準を満たします。

三つ目が精神発達の遅れた子どもたちで、発達の遅れとは「こころ」が大人の様式を獲得してゆくことの遅れでもありますから、当然、多動や注意集中困難、衝動性が見られやすいですね。佐藤さんなら養護学校でよくご存知でしょう。ただ、大きな遅れは精神遅滞とか自閉症のほうに分類されますから、それらの診断基準を満たさない軽い遅れが「ＡＤＨＤ」のなかに拾いこまれます。

そして四つ目が、この概念を作った医学者たちが、ＤＳＭのなかではそうとは明言しないまま、原因として想定しているもので、なんらかの軽微な脳障害を原因として生じる多動や注意集中困難です。なぜそんな想定が出てきたかと申しますと、昔、エコノモ脳炎という脳炎が大流行して、脳炎に罹って回復したものの後遺症が残った子どもたちがたくさん出たことがありました。その後遺症というのが、落ち着きがなくなったり注意が散漫になったりというもので、このことから脳になんらかの生物学的な障害を被ることで多動や注意集中困難が生じる事実が知られました。とするなら逆に、落ち着かず注意散漫な子どもがいれば、はっきり証明できなくても、証明できないほど微細な脳の生物学的障害があるせいではないかという仮説が出てきます。

「ADHD」は暗黙裡にこの病因仮説のうえに建てられた概念と言ってよいと思います。暗黙裡というのは、病因仮説には基づかないのがDSMの分類原理だからですね。脳にこれこれの障害があるとまでは実証されないためもあるかもしれません。そんな次第で、一方では、さっき佐藤さんが引用された諸項目を一定数以上満たせば原因や背景のいかんを問わず「ADHD」だとされ、他方では「ADHD」とは脳障害を原因とするものだとされる、いわば「二重帳簿」になっているわけですね。

――うーん、ここでもDSMにはカラクリがあるわけですね。

滝川　この二重帳簿性が「ADHD」をわかりにくい、混乱含みのものにしていると思います。宮崎哲弥さんの本によれば、米国では十四歳以下の児童の三十人に一人、百三十万人を超える子どもが「ADHD」の診断でリタリンの投薬を受けているということです（「ヤクトピア・ナウ！」、『身捨つるほどの祖国はありや』〈文藝春秋〉所収）。にわかに信じがたいほどの数字ですねぇ。調べて確認したいですが、もしそのとおりだとすると大問題です。ＤＳＭの診断方式は大きく網をかけるには向いても厳密に絞り込むには向いていませんから、ややもすれば過剰診断に流れると考えれば、三十人に一人が「ＡＤＨＤ」の数字もひょっとしてそうなるかなあ、と思えなくもありません。一クラスに一人や二人はごそつく子どもはいますでしょうから。けれど、三十人に一人リタリン投与がもし事実なら驚くべき話です。診断上はさまざまな要因によるものをないまぜに拾い上げながら、治療上はすべてを脳障害によるものとして処方しているとしか思えませんもの。二重帳簿のなせる混乱ですね。「ＡＤＨＤ」と診断される子どものうちに、臨床的にリタリンが有効で脳自体の生物学レベルでの不安定さを思わせる子どもが一定割合いることは確かです。

でも、三十人に一人も、ということはないでしょう。かの地の臨床レベルがちょっと心配でもありますね。でも、わたしたちは、かの地の診断分類システムをありがたく（？）輸入しているのです。

――ぼくがマス・メディアで目にしたり聞いたりした限りでは、皆さん、「アメリカ精神医学会」の作成した、という権威を装って発言しておられるだけで、こんなふうにＤＳＭについて突っ込んで批判してくださったのは滝川さんが初めてです。大変貴重で、重要な指摘だと思います。

いずれにしても、ＤＳＭの「分類名」の背景にあるいろんなことを初めてうかがって、なるほどと思うと同時に、しつこいようですが、メディアで発言する精神科医の方は、やはり慎重に使ってほしいと強く感じますね。ＤＳＭによれば、と医学的な権威づけを装いながら「行為障害」だとか「ＡＤＨＤ」などという言葉を濫発し、そのような障害を持った子どもたちが増加している印象を与えていること。そして無知なシロウトの言いがかりと返されるのを承知で言いますが、「こころの危機」は、マス・メディアで「大きな声」でそのような発言をされている精神科医の方々によってこそむしろ作られているのではないか、とさえひそかに感じてきたので、ぼくは大変に我が意を得たという思いでうかがっていました。

【第三章】

精神医療と犯罪

†精神鑑定の出発の理念について

――次は精神鑑定に関してお話しください。診断と鑑定とは違うんだということでしたが。

滝川　精神鑑定は、司法精神医学の領域に入ります。この領域には疎くて、そちらのプロの人からはそれは違うよとなるかもしれませんが、わたしなりに考えていることをお話しします。日本の精神鑑定の歴史背景を考えた場合、二つのポイントとなる出来事があったんですね。

最初が「相馬事件」という明治の初めに起きた事件です。相馬藩の旧藩主である相馬誠胤《ともたね》は、十四歳で家督を譲られ、維新の混乱期に相馬家を守りぬいて名君とされましたが、二十何歳かのときに精神失調をきたします。それで一度隠居した父親が復帰しました。その臣下が志賀直哉の祖父にあたる志賀直道でした。直哉がどっかで書いていたと思いますね。誠胤はいまの松沢病院の前身である巣鴨癲狂院に入院となります。

ところが誠胤の臣下だった錦織剛清という人が、これは主君を狂人に仕立てて不法監禁して直道一味がお家乗っ取りを図ったものだとして告訴するのです。後藤新平が錦織をバックアップしました。直道側は誣告罪《ぶこくざい》で錦織を逆告訴します。そこで当時の東大教授だった榊俶《はじめ》が判断を求められたわけです。いまでいう精神鑑定ですね。

その結論は、やはり病気ということでした。係争のあり方としては現在とはむしろ逆パターンですね。精神障害ではないはずだ、ということが強く訴えられて、それに対して専門家が判断を求められたのです。いまは精神障害のはずだ、と鑑定の請求がされますね。後世の研究者は資料から推して、たぶん分裂病だったのではないかと言っています。そうこうするうちに誠胤は糖尿病で病死します。またそこで錦織が毒殺だと告訴したため今度は検死解剖が行われますが、毒殺の事実は認められず、錦織のほうが誣告罪で有罪になり、やっと一件落着しました。

この相馬事件が、日本の精神鑑定のスタートラインだったと思います。ここから、精神医学者は、病気の人をきちんと病気であると証明して治療の必要性を訴える、そういう役割を荷い、使命感を持ったと言えます。

有力者をも巻き込んだ名家のお家騒動で、当時のジャーナリズムを挙げて騒ぎになり、いまならワイドショーですね。スキャンダリズムに加えて、狂人として不当に監禁されることへの不安危惧を世の人たちに呼び起こしたのでしょうね。この意味で精神医療への大衆の不信や不安は出発点からのもので、たしかこの時代すでに病院潜入ルポの新聞記事があったみたいですよ。相馬事件を契機に現在の精神保健法の前身にあたる法の整備に手がつけられました。その意味でも、この相馬事件は日本の精神鑑定の原点だったと言えます。

——ずいぶん早い時期から精神鑑定はあったのですね。ちょっと意外です。

滝川　もう一つの大きな出来事があって、これは精神科医の間でしか知られていないと思いますが、日本の精神医学の黎明期に石田昇という精神医学者がいました。明治八年生まれで、非常に優秀な人で東大の医学部を出て、東大の精神医学教室に入るのです。榊俶を継いだ二代目の教授が呉秀三という日本の精神医学の基礎を作った人で、その門下になります。石田昇は才人で、小説や戯曲も出版したりしているのですが、精神科医三年目にして教科書を執筆しています。残念ながら読んでないのですが、とても優れた精神医学書で、さすがにいまは絶版になっていますが、長く版を重ねたと言われています。

三十代初めで、長崎大学医学部の前身である長崎医専の精神医学教室に初代教授として赴任します。ちなみに彼の後の二代目教授が斎藤茂吉ですね。東大から長崎へとは当時のエリートコースだったのでしょう。

——ちょっと話が逸れますが、精神科医のなかには、大変文学的センスに溢れると言いますか文学に造詣の深い方が時々いますね。滝川さんの『家庭のなかの子ども 学校のなかの子ども』(岩波書店)でも、マーガレット・マーヒーの『めざめれば魔女』や宮沢賢治の『風の又三郎』を分析されているのですが、見事な文芸批評になっています。それから中井久夫さんにしても、学識のすごさはもちろんですが、文学のセンスも大変なものだと感じましたね。それから町沢静夫さんも、もう十五年ほど前になりますが吉本隆明さんと近代文学について対談をされていて、『知のパトグラフィー——近代文学から現代をみる——』(海鳴社)という本を出されているのですね。昔読んだとき、文芸批評のプロ中のプロである吉本さんと互角に渡り合っていて、なかなかなものだと感心した覚えがあるのです。

考えてみれば、優れた文学者というのは、人間心理のおそるべき観察家であり分析家であるわけですから、精神科医の方が文学作品に関心を持たれるのは当然なのでしょうね。

滝川　これからはどうなるのでしょう。ちょっとわかりませんけれどね。精神科臨床とは、けっきょく、人間の「こころ」や人生に相渉る仕事なのです。その方面では文学の世界のほうが歴史の風雪に鍛えぬかれていて、はるかに蓄積が深いもの。わたしなど、そこから学んできたものは大きいですね。

さて、石田昇は大変な俊英で、これからの精神医学界を背負って立つと見られていたわけですね。たしか四十一歳のとき、明治の終わりか大正の初めの頃だったと思いますが、アメリカに留学するのです。留学先はジョンズ・ホプキンズ大学で、小児自閉症の権威レオ・カナーがここの教授だったというわたしや佐藤さんには縁の深い大学です。当時はアドルフ・マイアーが教授で、彼はカナーの師匠ですね。マイアーはスイス人で、ドイツやフランスで精神医学を学び、さらにアメリカに移って、アメリカの精神医学の礎を築いた人です。非常に優れた臨床家で、そのマイアーのもとに留学したわけです。

でもこの時代の留学は、とても大変だったでしょう。ロンドンに留学した漱石は、被害妄想的な関係づけに陥って、ほとんど下宿に閉じこもっていましたね。石田昇にも同じようなことが起こったのです。漱石は下宿に閉じこもってひたすら本を読んで、なんとか無事に帰国できたわけですが、石田昇は被害妄想を募らせて同僚の医者をピストルで撃ち殺してしまうのです。たしかドイツ系の人で、当時第一次大戦で日独関係は悪く、その空気が影を落としたのではないかとも言われています。それで裁判にかけられますが、なぜか精神障害とは認められず、アメリカの刑務所に収監されてしまいます。どんな裁判が行われたのかはわからないのですが、人種的偏見もあったのでしょうか……。あるいは、被害者側の感情の問題があったのか……。

実際には精神病の状態で、日本の精神医学界が本国に返してくれと交渉しましたが、なかなか認められず、大正の終わり、病気が治ったら再び刑務所に戻すという条件つきでやっと本国に送還されたのですね。でもそのときには廃人同様になっていました。そして松沢病院に入院し、長い入院生活のまま、六十歳半ばに結核で亡くなっています。あまり語られることはないのですが、日本の精神医学にとって大きな外傷体験になった出来事ではないかという気がします。

――うーん、なるほど、出発点において、そういう不幸な歴史を背負ってしまったわけですか。

滝川　この後の話はわたしなりの想像です。石田昇の後を継いだのが斎藤茂吉でした。茂吉はドイツに留学し、この時代から日本の精神医学はドイツ一辺倒になってゆくわけです。ただし茂吉個人はドイツで傷つきますね。これは茂吉の息子、北杜夫の『楡家の人々』に少し出てきます。茂吉は精神医学を実質的に捨ててゆきます。石田昇がマイアーのもとで精神医学を学んで戻ってきていたなら、あるいはあの事件がなかったならば、その後の日本の精神医学は随分と違った歩みをしたかもしれません。マイアーは非常に実践的で柔軟な精神医学者でした。そのコンセプトをあの時代にとりいれることができていたなら……。でもドイツの、良くも悪くも堅くアカデミックな、いかめしい精神医学一点張りの時代がわが国に長く続くことになったのです。

いずれにしても石田昇の事件によって、精神鑑定において病気だときちんと示され、刑務所に送られるのではなく当初からきちんと治療がされていたならという痛恨を、あの時代の精神医学者たちは嚙み締めたと思います。こういう流れから、わが国の精神鑑定は、病気によるものは積極的に病気と鑑定し、治療に結びつけようという志向性の強いものとなったと思いますね。理念として、そういうものとして始まったわけで、これからもそうあるべきでしょう。犯罪者を精神障害者として免罪しようというものとは違いますね。

——出発の理念は、大変ヒューマンなものだったわけですね。

滝川　そう言っていいと思います。裁判というものは駆け引きですし、現実の場面では駆け引き材料として使われるということはあるのでしょうが、鑑定する側の理念は、本来はこういうものですね。

†精神鑑定は濫用されていないか

——裁判というものも、またシロウトにはなんとも言えない摩訶不思議な世界だと思います。ロクに勉強もせず、裁判の傍聴もしたことのない者の繰り言になってしまいますが、新聞報道を見ていると、精神鑑定がまさに駆け引きの材料以外のものではないという印象を抜き難く持ってしまうわけです。二つの近い例を挙げてみます。ついこの前、新潟で九年間女性を監禁し、逮捕された男性の公判が始まっていますね。あくまでも新聞情報からの感想なのですが、公判での証言が変化しているのです。二〇〇〇年六月二十八日の『讀賣新聞』朝刊に掲載された第二回公判での被告人尋問では、動機や監禁時になにをし、どんなことを考えていたのか等を問われ、「じつは恨まれていたのだと初めて分かった」などと応えているわけですね。なんていうヤツだとは感じるけれども、言っていることは本人なりに筋がとおっているわけです。

ところが三回目の公判の記事を読むと（『讀賣新聞』七月二十六日朝刊）被告は「知らない男が部屋にいて自分を見ている」とか「うわさする声が聞こえる」、そうした幻覚や幻聴が「二十歳前後から続いている」などと言い、弁護側も、犯行時心神耗弱の状態にあったと主張し始めているわけです。そういう記事を読むと、こうした発言は弁護士の入れ知恵ではないか、と勘ぐりたくなるわけです。少しでも罪の軽減を認めさせるためには、多少強引でも精神鑑定に持っていく、そうした精神鑑定というのは、いったいなんだろうという素朴な疑問を感じます。不信を持つと言ってもいいです。

滝川　そうした入れ知恵というのは、可能性として、十分にありますね。けれどもそれを見抜くのも精神鑑定医の務めであり、プロとしての技量ですね。精神鑑定がよく出会うのが詐病、偽りの病気です。ですから経験あるプロの鑑定医は、常にそれを念頭においてやっていると思います。

——もう一点、この例はどうですか。愛知の豊川で老主婦を殺害した高校生がいましたね。「人を殺す経験をしてみたかった」というセリフが報道され、世間を驚かせたわけですが、検察側の精神鑑定では人格障害ではあるが、責任能力はあるとし、その動機を「殺人のための殺人、あるいは退屈からの殺人」であるとしたものでした。ところが、弁護側がそれを不服として、精神鑑定のやり直しを求め、それが認められたわけです。精神鑑定は、この容疑者の動機、あるいは内面を十分に汲み取っていない、そういうものでした（『讀賣新聞』二〇〇〇年八月二十四日朝刊）。そしてそれが認められたと後日報じられました。最初は、まあそうだろう、と思ったわけです。

けれども考えているうちに腑に落ちなくなってきたわけです。これは裁判における精神鑑定というもののあり方の問題になるわけですが、弁護側がなにを目的として精神鑑定のやり直しを求めているのか、たんに駆け引きの材料として精神鑑定が使われているだけではないか。もっと言えば、精神鑑定というものの濫用なのではないかという危惧を感じたわけです。

宮崎事件の判決の際に小浜逸郎さんが共同通信系の新聞で指摘していたことですが（九七年四月二十一日夕刊）、現在の刑事法思想は苦しい矛盾を抱えている。凶悪な犯罪が行われ、それが常軌を逸し、動機が理解し難いとき精神鑑定がなされる。その結果、異常性が高まるほど責任能力を問えない（つまり罪が軽減されたり無罪となる）可能性が高まるという不条理な事態を呼ぶ。つまり法的責任能力の主体である「近代的個人」というフィクションが、事件が複雑になればなるほど挫折してしまうことになる。そういう矛盾を抱えている、この不条理な事態に対し、宮崎事件の判決は対決を回避したものであるというものでした。

ここからはぼくの感想ですが、このような精神鑑定を濫用する弁護側のあり方は、小浜さんの言われるその挫折や矛盾の露呈をさらに加速させているのではないか。そこでは「病気の疑いのある者は精神鑑定を受けることができる」ということを転倒させているわけです。つまり刑事法思想を支えている根幹の理念を、司法のもう一方の側である弁護士自らが空洞化させ、矛盾を露呈させている、そう言えるのではないか。裁判の現場はもっとドロドロとしたものであり、理念以上に現場特有のリアリズムで貫かれているものなのでしょうが、シロウトにはどうにも腑に落ちない。これは滝川さんではなく、司法関係の人に問い質すべきことなのでしょうが、この点についてはいかがですか。

滝川　ここは誤解されがちですけれど、行動としての異常性（常識性との懸隔）の度合いと、病気としての病理性の深さ、障害性の度合いとは別にパラレルではないのです。こんな異常なことをしでかしたからには、なにか重い病気（心神喪失）で責任能力はないはずだという理屈は、臨床的にはなりたたないのですが……。これは実際いろいろな患者さんを診ていればわかります。

「人格障害」で触れましたように、力動精神医学の視点からは、人間の「こころ」はなんでもありで、どんな条理を越えた行動をもなす可能性をはらんでいます。それが人間です。豊川の事件は動機なき殺人と騒がれますが、人を殺してみたらどんなだろうか、それはどんな経験になるだろう、といった思念がふと頭をよぎるとか、そんな観念にとらわれるとかは、とりわけ思春期にはありえぬ話じゃないと思いませんか。むろん実行との間には千里の径庭があるとは言え、そういう不条理な動機の芽生えは人間の「こころ」になら、時に生じうるものでしょう。そこだけをとらえて病的とは言えません。

——ええ、まったくそうですね。

滝川　一般論で言えば、病気による行為のほうが常識的で理解しやすい動機でなされるのですよ。自分は大きな罪業をおかして、もはや生きるに耐えがたいという動機での自殺。いつもひどい嫌がらせを受けエスカレートするいっぽうなので、遂にたまりかねてという動機での殺害。動機そのものはわかりやすく合理的で、ただ、罪業をおかしたとか嫌がらせをされるという切迫した判断において認識の誤りがあることと、むしろ動機があまりに明解でふつうありうる曖昧さがなさ過ぎるところにかえって病気を感じさせると言ってもよいほどです。

たとえ背後に閉塞感や鬱屈や憎悪が窺えるにせよ、ためしに殺人をしてみようとか、凝った声明文を作るとか、劇場的な状況設定をするとか、そんな犯行をことさら選べるのは、ある意味でまだ「こころの余裕」ですよね。精神病から自殺や犯罪に走るときには、そんな「余裕」（自由性）はありません。判断自体はもちろん判断から行為への筋道もほとんど自由性を失って、選択を越えた必然のごとく追い詰められてゆくのです。「心神喪失」とは、本来、そんな「こころ」の状態を言うのだと思います。

ですから、動機や方法が常軌を逸した異常な犯行だから、心神喪失の可能性が大きい（刑事責任はないだろう）と考えるのは、臨床的にはじつは逆なのですよ。求められれば鑑定を引き受けるのは精神科医の役目でしょうが、そこでこういうことをはっきりさせてゆくことも務めでしょうね。でないと、小浜さんが指摘されたみたいに、それこそ不条理な事態になりかねません。

†精神鑑定はどこまで信頼できるか

――鑑定する場合、どれくらいの回数が費やされるものなのですか。

滝川　わたしはしたことがないのでわかりませんが、裁判の係争になっているような事例について言えば、報告書の量などから推測するに、かなり徹底したものではないかという気がしますね。

――もしかなり徹底して行われたものであったとしても、鑑定される側はどこまで本音を言うだろうかときわめて単純に感じるわけです。そもそも「事実を語る」ということ自体、じつは途法もなく困難な作業ですね。「昨日のことを遂一漏らさず語ってみろ」と言われたとします。昨日のことでさえ記憶の曖昧な部分はありますね。思い違いだってあるでしょう。「お前はそう言っているが、Ａという人間は、こう証言している。その食い違いをどう説明するか」と突っ込まれたら、もうしどろもどろです。わたしたちはふだん意識しませんが、「事実を語る」ことにはそうした側面がありますね。

それから回数を重ねるということは、その分長期化するということです。そうすると拘禁反応などが出てくるでしょうし、ますます犯行時の心理状態は見えにくくなってしまう。微妙なケースになればなるほど難しいと言いますか……。

滝川　こんなふうに考えたらどうでしょう。ちゃんとした病気は（ちゃんとしたという言い方も変ですけど）、そんなに回数を重ねなくてもこれこれの病気だと診断がつきますね。病院に行って何年もかかってやっと診断がつくということはありませんでしょう。それでは間に合いません。これは明らかに治療を要する病気か、そうでないか、一般にはそんなに手間ひまをかけなくてもわかるわけです。

精神鑑定の本来の目的は、明らかに病気というケースを見落とさず、刑法の対象ではなく、精神保健法の対象として精神医療につなごうというものです。石田昇の悲劇を生まないことです。大方の精神鑑定は、係争の余地もなく、そのようなものとして機能していると思いますね。問題は微妙なケースでしょう。しかし、微妙なケースは、微妙であるということ自体がすでに少なくとも心神喪失をきたすようなレベルの病態ではないことを示している気がします。

——まさに微妙なケースが幼女連続殺人の被告ということになるのでしょうが、鑑定が三通りにはっきりと分かれたというのは、シロウトには、なんじゃこれは？　という感じなんですが。

滝川　そうですね（笑）。でも、鑑定とは分かれるものなのですよ。昔、名張の毒葡萄酒事件というのがありましたね。集団毒殺という事件の特異さと、冤罪かどうかで関心が集まった事件でした。集会に出された葡萄酒に毒が仕込まれて、何人かが毒殺された事件でした。ある容疑者が特定されたのですが、葡萄酒のキャップに残された歯型が問題になりました。キャップを歯でこじ開けて毒を入れたその歯の跡が残っていて、それが被告のものか否かが争点になったのです。被告のものであればかぎりなくクロに近いし、被告のものでなければシロに近い。ところが、専門家によるある鑑定ではこれは被告の歯型だとされ、別の鑑定ではそうでないとされたのですね。キャップに残された歯型という、きわめて客観的な物証の法医学鑑定ですら、こうなのです。

宮崎裁判だけに目を向けるとそんなふうに感じられるでしょうが、裁判の場では、ひとつの事柄に対してまったく相異なる見解が出される、ということは無数にあると思うのです。精神鑑定も、そういうもののひとつと冷静に考えるべきではないでしょうか。だから分かれて当然と開き直りで言うのではなくて、裁判とは、場合によってはあえて正反対の見解を出し合ってでも争うものだということです。あらかじめ一致していたら裁判官はいらないでしょう。

――なるほど。たとえばシロの可能性が三パーセントに過ぎなくても、いろいろな道具立てと論理の構成で、少なくとも二〇パーセントには持っていこうというような、たしかに裁判はそういうものではありますね。

滝川　それを徹底的にやるのが弁護士の役割であり、反対の面を徹底的にやるのが検事の役割で、どちらがより説得力があるかを判断するのが裁判官、アメリカであれば陪審員の役割ですね。ですから見解が分かれること自体は、裁判であればそれは当然かなという感じがありますけれどね。裁判にはシロウトですが、想像するにそういう世界ではないでしょうか。

――えげつないと言えば、これほどえげつない世界はないのかもしれませんね（笑）。

†レーガン大統領暗殺未遂事件

滝川　アメリカでレーガン暗殺事件がありましたね。レーガン大統領は九死に一生を得ましたが。裁判で精神鑑定となり、ここでも鑑定が分かれて大きな社会的論議を呼びました。これは中谷陽二さんが『精神鑑定の事件史』（中公新書）で詳しく書いておられます。犯人のヒンクリーは大学を中退してぶらぶらしていた青年で、映画の『タクシードライバー』にいれあげて、同じようなことを実際にやってしまったのです。

――大学生のときに観たのですが、あれはタクシードライバーの主人公が大統領を暗殺しようと決心し、自分を暗殺者として鍛え上げていく、そういう映画でしたね。鍛錬のなかで刻一刻と変わっていく主人公の凄まじい迫力と、ラストの激しい撃ち合いの場面が強く印象に残っていますね。

滝川　映画のほうは、暗殺は結局未遂に終わり、ジョディ・フォスター演じる娼婦の女の子を助け、それなりに英雄としての自己実現を果たして日常に戻る、という筋立てでしたね。それでヒンクリーはジョディ・フォスターの、いまで言うストーカーになるのですね。弁護側は精神障害者で責任能力はないと主張し、実際に治療歴があるにはあったのです。責任能力ありの鑑定となしの鑑定とが出され、法廷は侃侃諤諤《かんかんがくがく》の医学論争の場となります。結局、陪審員は無罪評決をし、そのあと叩かれたらしいのですけれどね。

――責任能力がないと判定されるのは、分裂病、それから……。

滝川　分裂病はそうですね。もちろん病状にもよるでしょうが、原則的には責任能力なしとされますね。まあ、「責任能力」という概念自体、わかりづらくて、少なくともわたし自身は恥ずかしながら消化できていません。ですから、なるべくこの言葉なしに考えてみましょう。

正統精神医学は、人間の「こころ」は本来合理的であるという近代市民社会の人間観、つまり小浜さんの言う法的責任概念を構成する「近代的個人」というフィクションをそのまま共有している学問です。そうしますと正統精神医学の視点からは、論理上、非条理で異常な行為ほど本来の「こころ」の合理性を逸脱した、つまり病的な現象とみなさざるをえません。すると、異常で論外な行為ほど責任は問えないことになります。しかし、小浜さんの指摘のとおり、それが突き詰められたら「法的責任」なる近代概念そのものが崩壊に瀕しますね。

そこに編み出されたのが「人格障害」の概念だったという考え方をしてみると、わかりやすいのではないでしょうか。独特なパーソナリティのあり方（すなわち「人格障害《パーソナリティディスオーダー》」）においては、精神病ではなくても、状況次第ではオーダーを大きくはずれた非合理な行為をなすことがありうるのだとして、行為の異常性と法的な問責性とを切り離したということでしょう。いくら異常な行為だといえ、精神病によるものでないから、法的責任を問うことができるという理屈です。

――なるほど。そういう抜け道を作ったわけですね。

滝川　それなら、なぜ精神病では基本的に責任を問えないかの問題ですが、正統精神医学では、分裂病をはじめ精神病（内因性精神障害）の本質を脳の病気ととらえるからでしょうね。だれも自分の脳自体は自由に操れないでしょう。だから脳の病気ゆえに起きたことは、本人の自由意志を超えており、法的責任は問えないという考え方です。その意味で分裂病のほか躁鬱病、それから古典的三分法でいう外因性精神障害は当然ながら、その行為が病気を背景になされたものと判断されるかぎりにおいて、責任は問えない原則になるのです。裁判で鑑定が対立するとき、いろいろややこしい診断名が並んでシロウトには、いやぁ、ひょっとしたらクロウトにも（笑）、「なんだこれは？」の印象でしょうけれど、要は「精神病」のカテゴリーか「人格障害」のカテゴリーかで争われていると眺めれば、大筋間違いないと思います。それぞれのカテゴリーの中から、複雑な診断名が持ち出されるわけです。裁判ともなれば、重箱の隅をつつくような議論に入り込むのは必定で、そのため、診断名やら説明やらも細部拘泥的にややこしくなるのではないでしょうか。レーガン事件の裁判でも、やはり、「精神病」の領域なのか「人格障害」の領域なのかが最大争点だったようですね。中谷さんはできるだけ客観的、中立的になりゆきを書いておられますが、精神鑑定が法廷戦術ともつれあってしまう裁判というものへの精神科医としての複雑な思いが行間に察せられます。

――はい、失礼な言い方になるかもしれませんが、それが精神医療に携わる方々の節度と言いますか、まっとうな「感覚」だと思うんですよ。裁判というものは、人間の利害がぎりぎりのところでぶつかる場なわけで、使えるものはなんでも使えの世界で、ほんとにシロウトには窺い知れないところがありますからね。

滝川　アメリカの陪審制度は善し悪しですね。法廷ミステリーの読み過ぎかもしれませんが、ほとんど駆け引きの世界になってるんじゃないかと（笑）。中谷さんによれば、無罪判決後、アメリカ精神医学会には抗議が殺到したそうです。精神医学が重大犯罪者の無罪放免に荷担しているという批判でした。しかし、（同業のよしみで弁護する次第ではありませんが）それは妥当とは言えない気がしますね。

裁判では責任能力ありという精神鑑定も出されており、どちらを採用するかはあくまで陪審員の判断と責任だったのですから。法廷戦術として心神喪失が安易に持ち出される傾向があるとすれば、第一の責任はそれをする法律家にあるわけでしょう。

――そうか。そうですね、おっしゃるとおりですね。

滝川　「無罪放免」というとらえ方も問題ですね。「無罪」とは刑法上の責任は問わないというだけで、「自由放免」じゃありませんもの。中谷さんの本では、ヒンクリーは無罪判決後、精神病院にただちに強制入院させられたまま、ようやく一九九六年に自宅への外出が弁護士から裁判所に申し立てられたとあります。申請が認められたかは書かれていませんが、少なくとも犯行後十五年以上完全に社会から隔離されていたことがわかりますね。有罪判決だったらどのくらいの刑期なのかわかりませんが……。

――むしろ有罪となったほうが、早く社会復帰できたかもしれない……。

†精神鑑定の実際と作られるイメージ

滝川　日本の精神鑑定に話を戻しますと、こういうデータがあります。八六年から九〇年までの五年間に検挙された殺人容疑者は七三〇〇人ほどいました。そのなかで精神鑑定を受けたほうがいいと判断された者が約八〇〇人でした。これは起訴以前の鑑定ですね。取り調べ段階で精神障害の可能性が疑われての精神鑑定です。そこで心神喪失とされ不起訴になったのが六九〇人ほど。残りの約一一〇人が鑑定の結果では責任能力ありとして起訴されています。起訴されたうち約一〇〇人には有罪判決が下されていますから、裁判で無罪となったものは五年間で十人そこそこという数字になります（容疑そのものが無実とされたか、再鑑定で心神喪失とされたかは不詳）。

取り調べ段階で鑑定がなされるのは、犯行状況や本人の様子からシロウト目にも病気のせいかもしれないと疑われたケースですね。念のために少し大きめに網が掛けられ、精神科医が鑑定で絞り込んでたしかに心神喪失としたものが刑法の対象から外される仕組みでしょうね。この鑑定を経てなお起訴されたものは、大半は有罪になっていることがわかります。一般に日本の裁判は有罪率が高いと言われていますが。はっきりと病気によるものは取り調べ段階の鑑定でほぼ決着がついているわけで、あらためて裁判で心神喪失かどうかが大きな争点となるのは、ごく例外的で微妙なケースなのでしょう。宮崎裁判もそういうものですね。

ちなみに、ヒンクリーもそうだったように、わが国でも法的な責任が問われないだけで、自由放免ではありません。不起訴のうち、約五四〇人が措置入院、約一二〇人がそのほかの入院になっています。このうち措置入院とは国家による強制入院で、これは前歴として記録されます。いわゆる野放し論は根拠がありませんね。

精神鑑定や責任能力をめぐってはまだ、さまざまな議論がありはします。たとえば心神喪失だと不起訴なのは、裁判を受ける権利を奪うことで精神障害者に対する不平等（差別）だという議論も一方でありますね。それも理屈ですが、どうなのでしょうね。「権利」「平等」の理念を他のなにものにもかえて至上視してはじめてなりたつ観念論という気がしないでもありません。病気によるものは刑罰の対象とするより医療の対象としようというのは、社会全体とすれば、まずまず穏当な考え方ではないでしょうか。どう思われますか。

――基本的にはぼくもそう考えます。ただ非常に不安なのが、医療措置の後どのような経過を辿るのか、ということがまったくぼくらには知らされないことですね。知ることができない。それから、ぼくが不勉強なだけかもしれませんが、こんなふうに具体的な数字を挙げていただいた冷静な議論ははじめてです。とてもよくわかるし納得のいくお話だったと思います。

ただぼくらシロウトと言いますか一般の人間は、マスメディアのイメージ的な情報にほとんど左右され、判断してしまいますね。たとえば宮崎事件の後、佐川一政氏がコメンテーターとして週刊誌に登場したわけです。彼は然るべく手続きによって現在は社会復帰していますから、その生存を妨害するような言説は慎重にすべきだとは思いますが、佐川氏自身が自ら買って出た役割だったと判断しますのでここであえて触れます。ご存じのとおり、彼は昭和五十六年パリで女性を殺害したうえ、その肉を食したとして逮捕されました。一年八ヶ月にわたって精神鑑定を受け、心神喪失者の行為として不起訴処分となり、昭和五十九年には帰国し、都立松沢病院に入院しています（以上は『昭和史の犯罪3』作品社、による）。非常に衝撃的な事件だったわけですね。その佐川氏が、宮崎事件の直後、週刊誌数誌にコメントを述べていたのですが、新聞、テレビ、週刊誌がこぞって宮崎勤という容疑者の「異常性」を流し続けていたあのとき佐川氏が、結果的に果たした役割はなんだったのか。

まずメディアは、宮崎は「異常」な人間であるとして市民社会から抹殺しようとした。ネクロフィリア（死体性愛）、ペドフィリア（幼児性愛）、カニバリズム（人肉食）などという言葉が飛び交っていましたね。

そのとき佐川氏が現れ、わたしたち大衆は驚いた。つまり精神鑑定の結果、容疑者宮崎勤も、このように数年ののちにはわたしたちの前に現れるかもしれないという可能性を示唆したわけです（これは滝川さんのように冷静な根拠に基づく議論ではなく、あくまでもマスコミの報道によって作られたイメージの話です）。

つまり、宮崎を不起訴にされてはたまらないという大衆感情を作る、大きな要因となったのではないかとぼくは考えているわけです。無論彼のコメントを登用した週刊誌側に、そこまでの読みがあったのかどうか。単に話題としてセンセーショナルであり、売れると読んだだけかもしれません。そこはわかりません。いずれにしても「凶悪な犯罪―精神鑑定―心神喪失―不起訴処分―市民社会への復帰」というイメージ作りに対して、けっして少なくはない役割を果たしたのではないかとぼくは考えます。

たとえばある殺人事件の後、まだ犯人がわからない時点で、わが子を殺害されたその父親が、「犯人が少年でも精神病者でもないことを願っている」とうめくように洩らしたのを、テレビで見たことがあります。それほど精神鑑定がイコールではないにしろ、無罪放免というイメージと重なって刷り込まれているわけです。そのときに、いまの滝川さんのお話は、大変貴重だと思います。精神鑑定はそれなりに機能しているという事実は、マスコミはまったくと言っていいほど取り上げませんから。

滝川　佐川さんはあんなふうにマスコミに登場しないほうが、と感じました。複雑な思いでしたね。佐藤さんの不安への答えにはならないかもしれませんが、殺人を犯して、精神鑑定のすえ、入院となった患者さんの主治医をした経験が二回ほどあります。参考になりますかどうか、プライバシーや守秘義務に抵触しない範囲で、その後の経過をお話ししましょう。

ひとりは入院生活後、回復してわたしの責任で退院としました。退院後、その方は、いわゆる3Kと呼ばれるような仕事に黙々としてつき、独りでひっそりと暮らしています。病前には、ある専門分野で将来を嘱望されていた人で、一部にそれを惜しむ声もあったのですが、その方はみずから降りてしまっていましたね。

もうひとりは青年時代に事件を起こしたのですが、老人となっても入院を続けておられました。病状的には退院できない状態ではなく、受け入れる身寄りもありましたが、その方は退院を望まず病院の日々を過ごしていました。もの静かな老人でした。激しい錯乱状態下の事件で、本人に殺人を犯した明瞭な意識があるかもはっきりしませんでしたが、あるきっかけから、自分は病気で人を殺したのだと語り、このまま病院で余生を送るつもりだと告げました。

このほか、これはわたしが診たわけではありませんが、肉親を刺殺し、その肉親が世間的に知られた人物だったので、メディアにも取り上げられた事例があります。その患者さんは、退院後、通院治療を続けていましたが、けっきょく、みずから命を絶たれたということでしたね。

もちろん、わずかな知見を敷衍するわけにはいきませんが、こうしたひっそりした寂しいその後が多くを占めているのではないでしょうか。

――うーん。

†脳と犯罪に因果関係はあるか？

――それで次は脳の問題に移りますが、福島章さんが、最近、脳の形態異常について積極的に発言されています。福島章さんは精神鑑定を長年やられてきた、いわばプロであり、権威ですね。福島さんは『子どもの脳が危ない』（PHP新書）という本で脳の問題を展開していますが、おおむねこんな内容です。まず犯罪者の脳をMRIという断層写真で調べてみると、「形態学的な異常」が、殺人者において五三パーセント見出すことができ、その他の犯罪者は一四パーセントであり、大きく上回る。脳ドックで発見される一般人の有所見率は一パーセントに過ぎないから、殺人を犯した者の有所見率は一般人の五十倍の割合になる。そして福島さんの割出し方で試算して、「この両者（有所見者の殺人を犯す確率と異常所見のないものが犯罪を犯す確率―佐藤註）を比較すれば、脳に異常所見が認められた個人が殺人を犯す危険性は、異常所見のない人のおよそ一〇〇倍であることがわかる」。大量殺人者の場合には二〇〇倍になる、と明記しているわけです。

福島さんのこの本自体は、ADHDなどの子が増加していると推測し、そこに脳の異常所見を探っていき、そしてその原因として環境ホルモン等による影響を見ていこうとしている、つまり社会環境への警告といったものなのですね。それが「脳が危ない」ことの内容です。その結果がどうなるかの実例として、凶悪犯罪者たちの脳の実態を示しているわけです。むろん「脳の形態に異常のある人すべてが危険だというわけではない」と断ってはいます。けれどもある少年死刑囚や綾瀬で女子高生を監禁した揚句、なぶり殺しにし、コンクリート詰めにした事件の首謀者など、数葉の断層写真を掲載して自説を補強していくわけです。犯罪をなすものは、診断マニュアルから言うと反社会性人格障害ということになり、そうした人たちは幼少時には行為障害やADHDの傾向を示しているはずである、と。つまりどうしても読むほうは、脳の損傷と犯罪に因果関係があるかのごとく読めてしまう。つまり逆算しているわけですね。

> 「大量殺人等の凶悪犯罪者（反社会的人格障害）」→「脳に異常所見あり」→「思春期の行為障害」→「児童期の注意欠陥多動性障害」→「早幼児期脳障害」「微細脳障害」

本のなかで、「DSMにおける《障害》の発達」とタイトルして図示していて、そこでは矢印の向きが逆になっていますが、本の展開はこんなふうになっています。繰り返しますが、子どもの脳が危ない、それは子どもを取り巻く環境、情報の洪水、食材、ダイオキシン等環境ホルモンの影響が考えられる。危ない脳はどうなるか。犯罪との直接の因果関係は立証できないが、凶悪犯の脳には異常所見が多いし、キレやすい子の脳も同様である、ぼくが読んだ限りでは、そういう組み立てですね。

滝川　犯罪者と脳というテーマは、天才と脳というテーマと同じく、姿を変えかたちを変え、昔からずっと繰り返されてきたテーマでしょうね。福島さんのその本は読んでいないのでなんとも言えませんが、脳のMRIを撮って、ここがこうだからこういう行動をしたのだ、こういう犯罪をしたのだとは、直接は結びつけられない気がしますね。ある事象とある事象とが統計的に相関していることと、両者が因果関係を持っていることとは同じでないですから。単純に言って、どちらが原因でどちらが結果かも決められないでしょう。

脳のある部分が小さかったとします。そしてその人のある能力が乏しかったとします。すると、その脳のその部分が小さかったから能力も乏しかったのか、逆にその能力が発揮されなかったから脳のそこが成熟しなかったのか、どちらの側からも説明だけは可能なわけです。しかし、いずれの側から説明するにせよ、説明原理としてはシンプルな心身相関論で、そのシンプルさを疑ったほうがよいかもしれないですね。まず福島さんなら、きっとそこまで単純なことは書いておられないだろうとは思いますが。

確率論ということで考えれば、マスとして全体の統計をとれば、なんらかの負荷やハンディキャップを負った人のほうが、そうでない人よりも、人生において失敗にぶつかる確率は相対的に高くなるでしょう。その意味で、精神機能の生物学的基盤になんらかの負荷要因を持った人のほうが、そうでない人よりも、失敗の蓋然性が相対的に高くても、それはふしぎではないでしょうね。やむをえないことです。殺人は最たる失敗のひとつでしょう。

しかし、脳だけが特別ではなく、まったく同様、生育史、養育環境、生活状況、経済状況、社会階層など、どんな要因で比較しても、負荷的な条件の多い人のほうが、そうでない人に較べて「確率が高い」という統計が出るだろうと思います。それだけのことのような気もするのですが……。また、どの要因にせよ、それが殺人を起こした「原因」ということではありませんよね。

――そうですね、直接の原因とするわけにはいかない。逆に言えば、直接の引き金があるとしても、どんな些細なことでもなりうるとも言えますし……。

滝川　人間というものは、自分が理解している枠の中ですべてを説明したいのですね。精神分析をやっていれば、あらゆることをできるだけ精神分析という枠の中で説明したいし、そのように努めますね。たとえば岸田秀さんがそうですね。踏み外しもあるかもしれないけれども、それは承知でとにかく徹底してみたいのは知というものの性格です。ですから大脳生理学をしていたら、できればあらゆることがらを大脳生理学的に説明したい、遺伝をやっていれば、すべてを遺伝子の問題として説明したい。ＭＲＩで脳の構造がリアルタイムで映像化できるようになれば、できるだけその所見で説明してみたい。これはある意味ではしかたがないと言いますか、お互い様かなというところはありますね。それが知というものの性格、さだめなのですから。ただ、そういうものだという自覚は必要で、それがあるかないかですね。あまりにもそこだけ振りかざされると、その振りかざし方が違うかな、という気はしますね。

――なるほど、そういう冷静な読みをしたほうがいいのか（笑）。ぼくはすぐに、なんなんだ、これは、とアックなってしまうので……。

†再び「ADHD」について

滝川　読まないでものを言っていますから、勘違いがあればいつでも訂正します。あくまで佐藤さんの要約に沿って感想を述べれば、「ADHD」の増加と少年殺人者の脳に形態学的な異常が有意に多いこととは、結びつかないような気がしますが……。

　統計を調べるかぎり、少年殺人の発生率は戦後を通じて現在ほど低いときはないですね。「ADHD」が増えていると言われる一方、少年殺人はむしろ減っているわけで、両者は相関しません。昔ははるかに少年殺人が多発していましたから、もし殺人者の五〇パーセント以上には脳になんらかの異常があるという福島さんのデータに普遍性があるとすれば、昔のほうが脳に異常を持つ子がはるかに多かった理屈になりませんか。情報洪水も人工食品も環境ホルモンもなかった昔のほうが――。

　昔はそんな問題がなくてもキレたり殺人に走る少年がいっぱいいたけれど、平和で豊かになった現在は総体として子どもたちはおだやかになり、そういう問題を負った場合にしか殺人にまでおよぶことは少なくなったという論理構築をすれば、とりあえず説明の筋としてはとおりますが……。福島さんはそういう趣旨を述べておられるのでしょうか。

――いや、ぼくが読んだ限りではそうはなっていませんね。

滝川　ほんとうを言えば、「ＡＤＨＤ」が増えているかどうかも一考の余地があるでしょうね。先ほど申し上げたようにいろいろなものが混ざっているもので、あの診断基準でいけば多くなるかもしれません。往年の佐藤さんみたいに（笑）、落ち着きはないわ、忘れ物はするわ、授業中よそ見はするわ、勉強はしないわ、喧嘩は絶えないわ、というガキは昔たくさんいましたでしょう。しようがない乱暴者とかね。で、立たされたり廊下に出されたり。小学校の日常風景でしたよね。

その風景のなかでは、少しくらい多動で注意散漫で衝動的な子でも溶け込めていましたでしょう。現在は全体として子どもたちがおとなしくなり、取っ組み合いの喧嘩などもなくなり、そういうガキが浮き上がった存在、つまりディスオーダーとして目にとまるようになった可能性があります。

もうひとつあるかもしれませんね。佐藤さんが仮にいかに悪ガキだったとしても、授業妨害にまでは及ばなかったのではありませんか。気を散らしたりよそごとをしたりしていたにせよ、授業の最低限の枠には収まっていましたでしょう。昔はまだ学校の絶対性とか権威性が人々の「こころ」の中に生きていて、それが落ち着かない児童や悪ガキどもへも無意識の抑止力として強く機能していたからです。しかし、現在の社会では学校の絶対性や権威性はすっかり減弱していますから、そういう抑止力はもはや働かないですよね。昔なら休み時間はともかく授業中だけはそれなりになんとか大人しくしていた子も、現在ではたやすく授業からはみだし、それが「ADHD」としてチェックされるようになった部分があると思います。「ADHD」が増えているとしたら、そういうことかもしれませんね。

たぶんわたしらの小学校時代のほうが悪ガキやクソガキはいっぱいいたでしょう。ずっとラフでしたよ。でも、学校の絶対性が社会に生きていたので、教師の睨《にら》みも利いたし、だからといって教室の秩序が崩壊することはなかったのです。教師の視点からはきっと子どもたちが変わってきたと映っているでしょう。たしかに教室での振舞い方が大きく変わっていますから。しかし、ほんとうに変わったのは学校の絶対性が失われたことだと思います。不登校の激増とつながる問題ですね。このためにいまは、はみだす児童が少数いるだけでも、それが蟻の一穴となって教室全体の秩序がたやすく崩壊するようになった。この違いだと思います。これが、いまの社会で「ADHD」がことさらクローズアップされる理由かもしれません。学級崩壊のかげに「ADHD」あり、みたいなね。

――はい、まったくおっしゃるとおりだと思います。学校規範が子どもにとって、機能不全に陥ってしまっていること。つまりやりたい放題が当たり前になってしまったところがありますね。そして教師に余裕がなくなり（いまは家庭の発言力が強くなり、ちょっとしたことがあるとすぐに校長や教育委員会に訴えますし、ややもすると裁判に訴えられたりするわけですから）、良きにはからえみたいな、自由で伸び伸びなんて、危なくてやってられないというのが教師の心情でしょう。勢い、イタズラ小僧や悪ガキはできれば排除したい……。無論、難しい子たちを抱えて、必死で努めている教師もたくさんいることは知っています。

この前、ぼくの友人が中心となって進めている勉強会に顔を出してみたのです。小学校での学習の困難な子、ＬＤ（学習障害）とか高機能自閉症、それから「ＡＤＨＤ」ですね。そうした疑いのある子どもたちにどう対応するのかという現場の教員の、悩みの受け皿になっている性格の勉強会だったのです。そこでスーパーバイズをしているのが、「文部省スクールカウンセラー・臨床心理士」という肩書きを持つ女性だったのですね。ぼくは以前滝川さんに、スクールカウンセラーというのはどうも胡散《うさん》臭い、問題をこじらせるだけじゃないかといった意味のことを言い、でも佐藤さん、学校の中に違う文化が入るのはいいことなんですよ、とたしなめられたことがあったのですが、その女性はとても優れた人で、ちょっと認識を改めましたね。ＤＳＭは、障害や障害の原因を直接示すものではない、あくまでも行動としてこういう現象があることを示すものに過ぎない、そこは注意してほしいときちんと言われていた。こうした人が少しでも多く学校現場に入ってくれたら、とぼくは感じましたね。

【第四章】

発病と診断と治療をめぐって

†発病のきっかけは……

――この章では、精神医療の実際的なことについてうかがっていきたいと思います。まず発病の問題とそれに対する治療の問題です。内科や外科の場合は、ある症状が起きる、それに対して治療をし、治癒する。このプロセスは、ある程度明確ですね。あるいは発病したり、怪我をするというときの原因もだいたいはっきりしている(なかには原因のつかめない疾病というものもありますが)。精神失調の場合、まずその原因をどう考えたらよいのか、という点についてお願いします。

滝川 病気にはそれぞれ特有の原因があるという考え方は、「特定病因論」と申しまして近代医学のテーゼになっています。たとえば、結核の原因は結核菌、エイズならエイズウイルスとか。近代医学は、まず細菌医学を柱に科学性と臨床性を確立しました。感染症の多くでは「原因(病原体)―症状―診断―治療(抗生物質)」のワンセットを組むことが可能かつ有効で、それがこの考え方を生んだのです。

精神医学の領域でも、進行麻痺と呼ばれる病気があります。ニーチェはこれだったという説もありますね(真偽のほどは知りません)。数の多さからも症状の特徴からも久しく代表的な精神病で、狂気の通俗的なイメージは、この病気がもたらしたところがあります。この病気が梅毒スピロヘータの脳感染だと突き止めたのが野口英世でした。この発見により脳内のスピロヘータを発熱によって退治する発熱療法が開発され、さらにペニシリンが登場して、この病気はもはや博物館的存在になっています。狂気を近代医学が征服できた幸運な例ですね。こういう歴史によってわたしたちは病気と言えば、ただちに「原因は？」と考えるのが常識になっています。けれども、すべての病気がこのような単純な構造とはかぎりません。

たとえば、結核にしてもほんとうは複雑です。多くの人がツベルクリン反応で自然陽転が起きている事実が示しますように、大多数がじつは結核菌の感染は被っているのです。でも、発病するのはそのごくごく一部でしょう。だから結核菌が原因というのは必ずしも妥当ではなく、むしろ免疫力とか栄養状態とかストレスのいかんが発病を決するという見方もできます。結核菌は結核にとって必要条件でしかないわけですね。

――そうか、そうですね。

滝川　なにごとにも原因を、つまり因果関係を求めるのは人の常ですが、ものごとは複雑に絡んだ関係の網の目からなっているわけですので、その網目のどの結び目を「原因」とみなすかは、ある意味では任意なのです。精神失調もまったく同様で、なにかある「原因」に還元して説明するというのは困難というか、むしろ無理があります。

でも、困難だ、無理があると言っているだけでもしようがありませんから、とりあえずわたしはこんな説明を考えたことがあります。説明には単純化がともないますから、いっそ、うんと単純化して一種の数式にしてみたものです。

P×C×I＝D

単純でしょう。Ｐはパーソナリティ、Ｃは環境、Ｉは出来事。わたしたちはめいめい持ち前のパーソナリティを持って、与えられた環境のなかで、さまざまな出来事にぶつかりながら生きている存在ですね。Ｐ、Ｃ、Ｉが全体としてそれなりに折り合いがついており、ぶつかる出来事をそのつどそこそこ解決できながら生きていられる状態を、精神的に健康な状態と呼ぶことができます。精神健康とは、この三要素の関数として表せます。他方、折り合いがつかなかったり解決に大きく失敗したりすれば、それが病気あるいは精神失調（Ｄ）となって現れます。したがって精神失調も三要素の関数です。

同じようなパーソナリティの人でも失調する人もしない人もいる、同じ環境におかれても失調する人もしない人もいる、同じ出来事を体験しても失調する人もしない人もいるという差異は、失調するかどうかは全体の関数として決まるからですね。ある原因に還元して説明することが無理なのは、じつはこのように全体性によって決まるものだからです。

――なるほど、たいへん明快な説明ですね。いままで少しばかり文献に当たったりしたのですが、一番すっきりと入ってきます。

滝川　しかし、その病気や失調がどんな構造を持つかは、三要素のなかのどれに比重がかかっているかの配分によって決まります。要するに「診断」とはその比重の判断ですね。なんといってもあのパーソナリティ（Ｐ）では生きにくかろうと判断されれば「人格障害」、あんな大変なできごと（Ｉ）に遭遇すれば傷つくよねと判断されれば「ＰＴＳＤ（心的外傷後ストレス障害）」、環境（Ｃ）の問題が大きかったと判断されれば「神経症」というように。なお、ここではＣはメンタルな社会的・心理的環境（Cm）を指していますが、身体（脳）も「こころ」にとって環境（Cph）だと考えるなら、式は次のようになります。

P×Cm×Cph×I＝D

で、このCphに決定的な問題があると判断されるものが、外因性精神障害ということになります。残るは内因性精神障害ですけれど、どこに比重が置かれるのか決していない失調、わたしの師匠の木村敏先生は分裂病を「間《あいだ》」の病としていましたが、それにならえば「×」の部分に比重があるのかもしれません。

　もちろんこれはあくまでも、その失調の成り立ちと構造に対して、どの要素がどれだけの比重を占めているかということで、その要素が「原因」の意味ではありません。また、ここでは各要素を互いに独立したものと定式化してありますが、現実にはそれら自体が絡み合っています。Ｐの形成にはCmが大きく関与していますし、持って生まれた気質のようなものを想定すればCphもあずかっているでしょう。心的外傷論にたてばＩがＰに決定的な刻印を与える可能性もあります。いっぽう、ＰもCmやＩに対して受身だけな存在ではなく、当然、ＰがCmやＩを動かします。また、結果生じたＤのあり方がまたＰやＣやＩにフィードバックされますね。こうした全体が複雑に連動しあったダイナミックスのなかで、わたしたちは精神生活を送っているわけですから。

――いやいや、これはちょっとすごい説明ですね。うーん、なるほど。

滝川　宮崎鑑定の話では裁判とはそういうものだという論法で逃げちゃいましたが(笑)、精神医学の内側で、なぜあんなに診断が分かれたかを省みますと、こうした複雑な連関の網目を背景にしている式のうちで、どの要素に比重ありと判断するのはいつもたやすいとはかぎらないからですね。どれとはなかなか言い切れない微妙な場合もあれば、視点のおきかたによって比重の判断が違ってくることもありますし……。

おまけに精神医学の診断分類は、すべて地上のものは動物、植物、鉱物のいずれかに分類されるというような自然分類ではありませんもの。すべての精神現象は、健康であるか、さもなければ、どれかの精神医学的診断分類にあてはまるなんてことはありえませんでしょう。そんなコワイ……(笑)。さすがのDSMもそこまではゆきません。

わたしは診ていませんからなんとも言えないですけれど、強いて名前をつければ「宮崎勤症候群」とでも言うしかないものだったかもしれませんね。しかし、鑑定としては既存の診断分類のどれかの抽斗に入れざるをえないでしょう。そういう難しさも手伝って、ややこしいことになったのではないでしょうか。逆に言えば、精神科医ならだれが診てもこの抽斗だよねと一致するケースなら、そもそも係争のポイントとなるはずもないわけですし。いやあ、原因論から、いつのまにか同業のよしみの弁明みたいになりました(笑)。

†治療とはなにか

――いやいや、よくわかりました。次は精神科における治療の問題ですが、内科や外科とは少し違う面があるかなという気がしますが、いかがですか。

滝川　最初に戻りますが、とにかく「こころ」とは不自由なもので、それが本質だと思うのですね。そうすると折り合いの問題になります。不自由なわが「こころ」と、いかに折り合いながら付き合ってゆくか。たとえば、不自由な「こころ」と折り合うかわりに無理になんとかしようとすると、オウムに行ってしまったりするわけでしょう。解脱したいとか。折り合うとは、言い換えれば「悩む」ということですね。折り合うとは一〇〇パーセント満足な状態ではありませんから。ただ、その悩みを抱えている状態をも含めて、不自由さと折り合いがついていればよいわけです。

しかも難しいことに、「こころ」は自分の内なる世界であるばかりでなく外との関係の世界でありますから、内だけで折り合ってもうまくいかないわけで内外二重の折り合いが求められます。大変でしょう。わたしたちはこういうやっかいなものを抱えて生きていますから、精神失調はある頻度以上で必ず起きることなのです。

あなたは「異常」だから精神療法をしましょう、カウンセリングをしましょうということは成立しません。それは精神療法ではありませんね。言い換えると、本人の側が悩むことからはじめて精神療法やカウンセリングが始まるのです。それはなんらかのかたちで自分の「こころ」の不自由さに向きあうということですね。ただし、そこでその悩みそのものを消し去りますよとか、あなたを悩まない存在にしますよと言えば、これは宗教ですね。解脱です。そういうものなら宗教に行ってもらうほかありません。「こころ」とは不自由なもので、人間は悩む存在であるけれども、それに対して折り合ってゆければよいわけです。「こころ」自体の持つ不自由さや悩みに「こころ」が共存できていること、それがわたしたちの常態で、精神的健康というのはそのことを指しているわけでしょう。それが不可能になった状態が精神の失調です。

——悩みのないことが健康である、ということではない。まあ、いろいろあるけど、しようがない、今日も仕事に行くか、と。それは健康な状態なわけですね（笑）。

滝川　そう、すったもんだはあるけど、今日も生きてゆくか、そういうものですね（笑）。それがなくなるのは、解脱して神様になるか、本人は悩まないけれど回りがさんざん悩まされるか、どちらか。どう折り合わせてゆくかに精神科治療のいろいろな工夫があると考えられます。

フロイトの古典的な精神分析は不自由や悩みの正体をつきとめるというものでした。相手の正体がわかれば、つきあいやすくなりますよね。精神分析の作業がつきとめたその正体が、ほんとうに真実なのか仮説なのかフィクションなのかはわからないにしても、はっと目の前が開けるような発見感とともにその正体が腑に落ちる現象をフロイトは「洞察」と呼んで、とても重視しました。この洞察をとおして、不自由の正体を知り（対象化し）、そのぶんだけ折り合いがよくなるというのが精神分析でした。ただ、この作業に真正面から取り組むには自分の内面を掘り下げるような関心と努力が必要なので、フロイトのお客さんは知識階級といった人たちが中心でしたね。

　精神分析の出発点はそういうものでしたが、しかし、そういうお客さんだけを対象にするわけにはゆきませんし、その後、精神分析の方法は枝分かれしながら、さまざまに変化してきたわけですが。大雑把に言えば、フロイトの精神分析は「内面」を掘り下げて内での折り合いをまずはかることを目指し、その後の精神分析の流れは「関係」を掘り下げていって外での折り合いを重視する方向に進んできたと申しますか。

　もちろん、精神科治療は精神分析一筋ではなく、というよりも精神分析をオーソドックスにやっている医者はきわめて少数でしょう。もっとふつう一般的になされる治療は、不自由や悩みの構造をなんとか折り合いのきくかたちにもってゆくプラグマティックな工夫でしょうね。そのために動かせるものは動かしてみる。構造のなかで動かしようのないものは仕方がないけど、動かせるもの、動かしやすいものから動かしてゆく。与えられた条件のなかで、なにをならば動かせるのか、どうすれば動くか、それを考えるわけですね。それによって少しでも折り合える構造にもってゆく、それが治療ですね。こういうのってわたしたちが生きるなかでふつうにしている工夫で、精神医療にかぎってのものではありませんでしょう。

――ええ、そうですね。みんなそれぞれ工夫をしながら、なだめている。

滝川　先ほどの式に戻れば、失調の構造（D）は絡み合った四つの要素の関数なのですから、その要素のどこに働きかけても全体の構造変化が生じうるわけです。動きやすいところに働きかければよいわけですね。

Pに本格的に働きかけて洞察という変化を狙うのが精神分析ですが、そこまでしなくてもPとはその人のものの見方、感じ方、考え方、行動の仕方にほかなりませんから、そこに少し発想や行動の転換をもたらすようなアドバイスの工夫みたいなものがいろいろありますね。

Cmを動かすためのさまざまな環境調整は精神科医が常にしているところでしょう。Cphを動かす代表が薬物療法で、精神科医が医者ならではの持ち駒ですね。Iでは、なにか回復の助けになりそうなイベントを用意するとか、きっかけを与えるとか。

右辺Dのほうへの働きかけもあります。左辺にネガティブフィードバックされて悪循環をなしているとき、それを解消する工夫ですね。対症療法的に症状を緩和させるとか。あるいはDの意味を変えてしまうなんて手もあります。たとえば失調が不登校のかたちで現れているとき、それを困った問題や症状ととらえるのではなくて、いろいろ大変だったたからいまはお休みすることが大切だ、やっと休めるようになったねとか、（イデオロギッシュに過ぎてわたしは採りませんが）現在の学校教育を見れば登校を拒むことこそ正しい反応だとか、なんらかの積極的な意味に転換してゆくことですね。この手は過ぎるとトリッキーな印象を与えるかもしれません。でも、失調したかたちをとっているにせよ、Dもまた解決努力の現れでプラスの側面や方向性をはらんでいるのは真実でしょう。フロイトはいち早くそれに気づいて「疾病利得」と呼びました。

　精神科の治療は、こういうあの手この手を選んだり総動員したりしながら行われるものです。治療的な診断は構造をとらえるものだと述べたのは、治療がこういうものだからなのです。

†相談と治療

――「支持的心理療法」について書かれた滝川さんの論文のなかで、わたしたちがふだんの生活のなかで悩みをどう解決しているかというと、「時間と人、そして自助努力」、その三つをとおして行っていると書かれておられましたね。とにかく時間が過ぎるのを待つこと、人に話すこと、悩みの原因となっている問題を自分で解決すること。その三つである。そしてこれは、心理療法の基底にあるものだ、ということを書かれていました。あるいは別のところでは、ふつうの人が相談に応じてやっていることを、方法として純化させたものが、それぞれの心理療法の技法なのだといった意味のことも書かれていたと思います。いままでのお話でも十分に触れていただいたのですが、そのへんについてもう少し。

滝川　そこで述べたかったのは、精神療法（心理療法）とは、なにかきわめて特殊な技術とか魔術的なマインドコントロールとかではなくて、わたしたちがふだんしている日常の常識的な問題解決法の延長上のものだということでした。

もつれた厄介ごとにぶつかったとき、手のつけられるところ、動かせそうなところから動かすというのは、ごくふつうの知恵でしょう。精神療法も、悩みにぶつかったときに人々が日常的になしているさまざまな手立てと本質はおなじものです。ただ日常の手立てだけでは解決しなかったために援助を求めてやってこられるわけで、そこで日常の解決法をもう少し洗練させたり煮詰めたりした技法的工夫がなされているという違いがあるだけです。

――その洗練や技術的工夫についてですが、カウンセリングというのは、とうぜん患者さんとの「対話」で進んでいきますね。そのときお医者さんのほうは、どんなことを考えているものなのですか。今日はこういう話をしようとか、ああ出てきたらこう応じようとか……変な質問ですが。

滝川　あんまり考えないで（笑）、というかそのときの流れに棹さしていることが多いです。公式的に答えれば、治療者がどんな対話を構想するかは、治療の段階によりますね。一回一回の診察のなかでどう始めてどう終わりにするかとか、治療全体の流れのなかではじめてその患者さんと会ったときにどうするか、治療がそろそろ終わる頃にはどうするか、段階によって違ってきます。ただ、相手あってのものですから、こちらの考えだけでは進みません。

よく言われるたとえが、将棋ですね。将棋の序盤には定跡がありますね。当然それは一つではなくて、相手の差し手との関係で決まりますし、絶対に勝つという手はないけれど、とりあえず負けない駒組みが選ばれてゆくでしょう。治療の序盤にも、ある程度の定跡があります。

診断とも関連し、この構造の失調だったらこの手でとか、もちろん相手の出方によっても定跡の選択が決まります。将棋では中盤は定跡がなくなり、相手との応手によって手が工夫されてゆきますでしょう。緊密なやりとりのなかで盤面が動いてゆきますね。治療もそのケースの個別性によってさまざまとなります。それから終盤になると、また詰めを読むかたちで手が決まってきます。もっとも治療は将棋と違って相手を詰ますのが目標ではありませんけれど。

——最初のほうで、インテンシヴな関与、サポーティヴな関与というお話が出ましたが、患者さんの性格とかものの考え方によって多少インテンシヴにしたり、サポーティヴなものにしたり、あるいは同じ患者さんでも、その日の状態によってやや関与的にしたり、という変化はあるわけですか。

滝川　それもありますね。基本的なスタンスとしてインテンシヴとサポーティヴが日替わりになるようなことはありませんけれど、今日はちょっとサポーティヴにとかの変化はあります。どちらのスタンスでゆくかは、もちろん治療者側の治療観や技量、得手不得手というものにもよります。しかし基本は相手あっての治療ですから、相手がなにをどう求めているか、それで決まってきますね。つまり、こちらが選ぶというより、相手が問題や悩みの解決に対してどう関わろうとしているかですね。

——それを患者さんのほうがストレートにぶつけるということはあるわけですか。やはり治療する側のほうが、的確に読み取っていく、そういうものですか。

滝川　もちろん、なになに療法を、と治療法や関わり方を最初から注文される方もいないわけではありませんが、まれですね。あるいはそういう方は、初めからその看板を掲げた治療者の扉を叩くのかもしれません。多くは診察室にいらして、そこでやり取りするなかでスタンスや方向が舵とられてゆきますね。

――すると治療する側には、洞察力や観察力、繊細さ、ものごとを決め付けたりしないでいろいろな角度から考えることのできるやわらかさのようなものが求められますよね。教条的で、公式一辺倒であれば、すぐにたちゆかなくなってしまうわけでしょうし。

滝川　治療とかぎらず、なにごとにおいても、そうでしょうけれどね。わたしはそんな飛びぬけた能力があるわけでなし、怠け者ですし、あんまり深いところに入らずに、あっさり済めばいいなと思ってやっています。ただ、患者さんがそれでは済みませんということであれば、それはそれで受けてゆくということになりますね。サービスというものは、そういうものでしょう。

――治療というのは治療する側とされる側の共同作業である、というのが滝川さんの持論ですね。治療で肝心なのは、こちらがなにをしているかではなく、相手がそこでなにを体験しているかだということもよくおっしゃいますが、滝川さんの治療論、あるいは治療の技法は、ぼくらの障害児教育の現場でも応用できるのではないか。ぼくらの場合は治療論とは言わないでしょうが、もっとその辺の研究が必要かもしれないと感じながらうかがっていました。最初のほうでも少し話が出ましたが、支持的心理療法についてぼくは惹かれるところがあって、もう少し話していただけませんか。

滝川　治療とは動くところから動かして、構造をより折り合いやすいものに変えてゆくことだと申しましたね。その場合、「動かす」ということを積極的に推し進めてゆくのがインテンシヴな精神療法で、「動かす」ことを直接には推し進めず、むしろ保存的にと言いますか、現状維持的に保護してゆく関わりが支持的心理療法だと言えます。

これは「動かさない」ということではなく、動かし方の工夫の違いですね。「鳴かせてみせよう」ではなく「鳴くまで待とう」のアプローチで、直接動かすのではなく、動きやすくなる条件を作りながらおのずと動くときを待つみたいな構えです。身体療法になぞらえれば、膿んだときに積極的に切開するか、そっとガーゼをあてておいて自然排膿を待つかの違いのようなものですね。

佐藤さんは障害児教育のことを言われましたが、そこでも積極的に生活技能を教えたりトレーニングを積ませたりという関与と、見守りながら成長を待つ、成長しやすい条件を用意してゆくようなサポーティヴな関与とがあるでしょう。

――はい、おっしゃるとおりです。いま時代の趨勢として即効性や学習効率を求める気運が強くなっているのですが、ぼくは基本的にはじっくり型、サポーティヴ型だったと自分では思っています。むろんぼくも折衷主義ですから、積極的な関与や対症療法的な関与が必要だと判断したときにはそのように対応しましたが、基本的には条件を整えていこうと。そしてその条件のもっとも核になるものが、対教師との関わりではないかと感じていました。むろんうまくできたなどというつもりは毛頭ないのですが。その辺は、精神療法にあっても同じだろうと、ぼくはあたりをつけているわけです。

それで、患者さんによっては、治療を受けていながら治療を拒んでいると言いますか、治りたくない、治って世間の凄まじいなかに入っていくことをじつは拒んでいる、そういう例はありませんか。「こころ」が弱っているときには、世間というものがいかに凄まじいものであるか。ふつうに生きて暮らしていることが、なんとすごいことであるか。そう感じられますよね。そうしたクライアント側の微妙な心理が内科や外科の治療と違う点だと思うのですが、そのときにはどうするのですか。

滝川　治療を受けながら治療を拒むという状態を、フロイトは「抵抗」と呼んで、治療には普遍的に起きる現象だと考えたのですよ。式でいうDは、たしかに苦しい失調状態でそれをなんとかしたいのも山々ですが、いっぽう、それはそれなりの（不十分なりに自前の）解決努力の現れで、そのかりそめの安定から抜け出すのがこわいのも本音だからです。けれど、この矛盾した「こころ」の奥にこそ患者さんが折り合えない不自由の正体が隠されている。だから、この抵抗こそが精神分析療法の導きの糸になるというのがフロイトの考えです。むしろそこに治療の手がかりを見てゆく考え方ですね。

いっぽう支持的心理療法の観点では、それは安心して治れない事情があるからだろうというとらえ方をします。無理に治そうとせず、そもそも無理しても治りませんし、安心できる条件をさぐってゆくことになると思います。フロイトはあくまでそれを内なる「こころ」の不自由さに見てゆきますが、こちらではより広く、佐藤さんが例にされた「凄まじい世間」に安心して出てゆけるだけの準備が不足しているといった外なる事情も汲んでゆきます。

しかし、治りたくないにせよ安心して治れないにせよ、悩んだり困ったりしているのもまた真実ですから、そこがやはり治療の接点になりますね。全状況を治してしまう、変えてしまうといった途方もない治療でなくて、とりあえずの悩み――いまこの点で困っている、これが辛い、寂しい、眠れない、などなどの問題を解決の共同目標にしてゆくことですね。

精神障害というと、なにかその人全体が病んでいて、治るも治らないも全人格にわたる問題みたいに見られやすいですね。風邪者とは言わないけれど神経症者、分裂病者といった表現はなされるみたいな。たしかに「こころ」の世界は、ある全体性をはらんでいますから、「こころ」が病むという言葉には、その人の全体が病んでいるようなイメージをもたらしやすいところがあるのでしょう。でも、まったく違いますよね。治療にしてもけっしてその人全体を治すことではありません。でないと「人格障害」の治療なんて人格改造みたいなものになりかねません。そんなことできもしませんし、なすべきことでもないでしょう。

――「障害者」という言葉もそうですね。以前、評論家で代議士の政策スタッフをやっておられる櫻田淳さんを囲む会があったときに、櫻田さんが障害者という言葉はその人間全体、人格全体まで「障害」を持っているというイメージがある、だからわたしは「障害を持つ人々」という言葉を使う、と言っておられたのですが、なるほどと思いました。身体に障害を持つ人たちだけではなく、どんなに重い知的な障害を持つ子でも、その子なりの人格、パーソナリティというものはありますし、個性もあります。そして歩みは遅々としてはいますが、時間とともに成熟していく。「こころ」も大人になっていくんですね。全人格まで「障害者」などということはないんです。

†カウンセリングを実際に……

――とても変な話になってしまいますが、ぼくはこんないかつい顔をしていながら関係妄想を抱きやすいところがあって（笑）、その話をちょっとしていいですか。

滝川　カウンセリングをするわけですね（笑）。

――ええ、できれば少し（笑）。人間関係で躓《つまず》くと、妄想的な気分になることは多かれ少なかれだれにでもあることなのでしょうが、ぼくはその傾向が強いんですよ。この前またやってしまい、しかも今回のヤツは久方ぶりにヘビー級だったのです（笑）。何が事の起こりだったかはあれなのですが、そのことをきっかけにして、いま滝川さんが言われたように、ちょっとしたことに対していやになるほど敏感になってしまうわけです。目の前で起こること、相手が目の前ですることの大半がその躓きと関連付けられてしまう。自分の意思とは無関係にそうした頭の働きになっていましたし、とてもおおごとに思えるわけですね。反面、他のことはまったく眼中になくなってしまう。

それから夜、眠れなかったのです。蒲団の中にいても、あのときああすればよかった、いやこうすればよかった、何日か前にああいうことを言っていたけれども、あのときすでにこじれ始めていたのではないかとか、そんなことが頭の中でとぐろを巻いているわけです。一、二時間やっと少しウトウトしたかな、というところで仕事へ行くということが三日くらい続いたのですね。酒を飲んで眠ろうとすると、かえって逆効果で、頭が冴えてきてしまうわけです。仕事には辛うじて行っていましたが、ほとんどミスの連続で、後になってミスを指摘されるわけですが、自分がその仕事をしていたということすら覚えていないんですね。頭の中が、カーン、と緊張しているのがよくわかる、そんな状態でした。たとえばこれを一人の患者の例としたら、どんなところから治療を始めるわけですか（笑）。

滝川　まず、いまの佐藤さんの場合、それは「異常」で病的な現象だから治しましょうというものではありませんよね。ある躓きがあって、そこからくる辛さや困難さを少し楽にすればよかろうというものでしょう。どこから始めるかは、定石的に申せば、眠れているかどうかを調べます。佐藤さんは眠れなかったわけですね。では次の晩、さらに次の晩と不眠が積み重なってくるかどうかを問題にします。つまり、辛さや失調が増してゆくかどうかですね。逆に一晩は不眠でも二日目は疲れて眠れたかどうか。つまり、健康な回復力がどの程度作動しているかどうかですね。

——三日ほどだめでした。さすがに三日目にはブッ倒れてしまいましたが（笑）。

滝川　三日も続くとかなり参りますね。生活全体が失調的になりやすくなります。もし二日完全な不眠が続いたらすぐいらっしゃいと患者さんには伝えておくことが多いです。三日も続いたら大変だから、と。それでもへっちゃらというタフな人は、そもそもわたしどもの患者として病院には来ないかもしれませんけれど。現に佐藤さんはタフだったわけでしょ（笑）。

——ああ、そうか。そうですね。一応なんとか自力でしのぎ切ったわけですし（笑）。でも、滝川さんに電話してみようかということすら思い浮かばなかった。

滝川　取りあえず眠れる工夫をしてみましょう、と提案をしてみますね。ぐっすり眠れるだけで軽くなってしまう悩みや困難もありますと伝えます。実際、そうですから。どう工夫をするかは、先ほどの式のどこを動かせば眠りやすくなるかですね。安眠しやすい環境（Cm）を整える工夫も必要ですけど、睡眠は基本的に生理現象ですから身体（Cph）に働きかけるのが一番動かしやすい方法でしょう。

抗不安薬やその親戚筋の睡眠導入剤で、不安やストレスの睡眠への持ち越しをなだめて、まずぐっすり眠れることから始めましょうと提案しますね。ていねいに薬の説明をすれば、いやそんな薬は飲みたくないという人はあまりいませんんね。ただ、あまり売り込みはしません。最初は小手調べですから、これですぐ眠れなくてもだめだと思わないでください、次がいくらでもありますと申し上げておきます。

「でも飲みたくない」「薬に頼りたくない」というときには、その気持ちについて話し合います。そこにその人なりの自分の状態への理解の仕方、その人なりの問題解決法や医療や援助への構えのあり方が現れているわけですから。フロイトならば、治りたい、でも薬に頼りたくないという矛盾もひとつの「抵抗」としてとらえて分析してゆくことになるのでしょうね。

で、眠れるようになったら、辛さがどう変わったかを見てもらいます。失調からどのくらい回復したかですね。佐藤さんの例でゆけば、過敏状態がどのくらいおさまったかとか、仕事のミスが減ったかどうかとか。眠れるようになって実際上の困難は軽くなったけれども、佐藤さんが、ときとして過敏になること自体をなんとかしたい、ということであれば、そこではじめてカウンセリングをしましょうかどうしましょうかになってゆくわけですね。

――そこからカウンセリングが始まるわけですね。

滝川　そういう手順をとりますね。最初からカウンセリングを始める治療者もいるでしょうけれどね。でもね、あんまり人の「こころ」の問題には身を乗り出さないほうがよいと思うんですよ。

――と言いますと？

滝川　だってやっぱり大変じゃないですか。

――「こころ」に入る前に、問題のほうを解決できるなら、したほうがいいと。

滝川　そうです、そうです。眠れるようになって、それでしのぎがつけば、それでよいでしょう。そのために、どうしたら安眠できそうか、薬についてどう考えるか、そういうことをていねいに話し合ったり説明したりする配慮が、広い意味での精神療法（心理療法）でしょうね。

――考えてみれば、そうですね。人の「こころ」に立ち入ることほど、畏れ多いことはないですからね。でも、精神科のお医者さんからそういう話を聞くと、意外だというか、面白いな（笑）。

滝川　お互いに負担が少ないと思うのですよ。だってフロイトの精神分析を本気で受けたら、いかにも大変そうでしょう。

――そうなんでしょうね。自分自身が知りたくなかったことまで、どんどん暴かれていくわけですからね。まさに「対決」という感じですもんね、あれは。滝川さんは、精神分析を受けられたことはあるんですか。

滝川　わたしはありません。ケースカンファレンスでスーパービジョンを受ける経験まではですね。

――かなり嫉妬深いとか関係妄想的なこの気質をなんとかしたいのでぜひカウンセリングを、と聞いてしまうと、ここでは差し障りのある話になってしまうのか（笑）。

†治癒することと眠り

――治る、治癒する、ということも、内科や外科の場合とはちょっと違うことになりますね。そのことがひとつ。それからさっき、眠れるかどうか、そこから治療を始めるというお話でしたが、なるほどと思うところがあります。「こころ」のバランスにとって、眠りというものがいかに大きな役割を果たしているか、という感じがあるのですが、「眠り」について少し。

滝川　まず治癒のことから。これも正統精神医学と力動精神医学とで違いが出てくるところでしょうか。前者ではできるだけ身体疾患の治癒をモデルで考えてゆきますね。本来そうあるべき「こころ」の正常な（合理的な）状態というものがあって、そこに戻ること、つまり回復（復旧）することがしかるべき治癒とされます。

後者では「こころ」を本来非合理なものと考えますから、かならずしも元に戻ることを治癒としない、つまり回復（復旧）モデルを採らない面があります。むしろ変化に治癒を見るところがあります。成熟（成長）モデルと呼びますか。もちろん、どちらが正解かではなく、「癒える」というイメージは、回復と成熟の両側面から成り立っている気がします。

――回復と成熟ですか。折り合い方が元の状態を取り戻すことを回復、折り合い方が以前よりも上手になることを成熟、そのように考えていいわけですか。

滝川　まさに、そのとおりですね。

次に眠りですが、心身の健康維持や回復に「眠り」の果たす生理的役割の重要さは、睡眠の生理学的研究が明らかにしているところだと思います。睡眠は「こころ」の防波堤のようなものですね。いっぽう、「眠り」のサイコロジカルな役割を強調したのは、やはりフロイトですね。彼は「夢」のほうから睡眠の役割の重要性を論じたわけですが。

ただ、「夢は願望充足だ」というフロイトの有名なテーゼは半分の真実でしかないとわたしは思っています。悪夢が説明できないでしょう。現実では果たせない願望や解決しがたいフラストレーションを夢のなかで象徴的・代償的に充足解決することで精神衛生が保たれるとするフロイト仮説は、実証困難としても、妥当性は十分あろうと思います。夢の生理学的研究はわたしたちが睡眠中たくさんの夢を見ており、覚えているのはごく一部のこと、夢を見るレム睡眠期を奪うと精神不安定になりやすいことを教えています。しかし、フロイトが夢判断の対象とした、つまり起床時覚えている夢は、むしろ願望を充足しそこなった夢だと思うのです。そのため覚醒後に持ち越される。すっかり充足された夢は覚えていないのでは?

こんな小咄があるでしょう。いつも酒を飲みたいと願っているけれど手元不如意な呑み助が、ある晩、上等の酒をもらった夢を見ます。夢のなかで、彼はいそいそと火を起こし、燗をつけます。ああ、待ち遠しい。やっと燗がついて、さあ、飲もうしたところで目が醒めてしまう。

「しまった、冷やで飲めばよかった！」

――いや、とてもよくわかる小咄です（笑）。

滝川　首尾よく酒が飲めて満ち足りた夢は、そこで完結して、覚醒時まで持ち越されないと思うのです。飲み損なった夢が、そのしこりとともに覚醒後に残るのではないでしょうか。

おそらく眠りのなかで、わたしたちは日中から持ち越された悩みやストレスをさまざまなかたちで解消しているに違いありません。睡眠は休息でもあり、やはり夢もストレスの処理（フロイトの言う夢作業）に与っているのでしょう。「ま、一晩ねてから、また考えよう。明日は明日だ」ってふうに蒲団をひっかぶって、わたしたちはいろいろな悩みをけっこうしのいでいますよね。しかし、なんらかの事情で、それがうまくいかないと不眠や悪夢となるのでしょう。悩みやストレスが眠りのなかで処理されずに翌朝に持ち越され、むしろ増幅されてゆく悪循環が生まれます。

――そうすると、見た夢をよく覚えている人とか、夢に対してある愛着と言うんでしょうか、気になって記録してしまうタイプの人は（たとえば作家の島尾敏雄などはその典型だと思うのですが）、不安が強いタイプだと言えることになりますね。

†腕のいい治療者の打率は？

――それで滝川さんが考える、腕のいい治療者とはどんな感じになりますか。

滝川　なにを基準にするかもあるでしょう。自分が安心して診てもらえるだろうか、を基準にするのがいちばん正直なところでしょうね。家族がかかるとか。そうしますと、消去法でいったほうがいいかなあ（笑）。まず有名か無名かは関係がなくなりますね。精神分析か行動療法かといった、どんな流派や技法に属するかも関係ないですし、むろん性別年齢も関係ない。面識があるかないかも関係ない。……というふうに消去していってなにが残るのかということですが、仕事を傍目で見たり論文を読んだり治療報告に接したりして得られる、その人の持つ臨床家としての全体像のようなものかしら。

この人に診てもらって、だめならもって瞑すべし、と思えるかどうか。その全体像をとらえるのはわたし自身ですから、あくまでもわたしにとっての腕のいい医者ということになりますけどね。

——腕のいい医者とは、自分と相性のいい（と感じられる）医者だということになるんでしょうか。「治療者の全体性」というものも滝川治療論のキーワードで、教師にも似たことは言えそうですね。

滝川　たとえば本なんかでも、日本の名医百人みたいな案内書がありますね、あれはあまり選択の基準にならないと思います。じつはヤブ医者も入っている、間違っている、という意味ではなく、あくまで自分にとってどういう人を選ぶかという視点が入りえないからという意味では。

外科などでは、お友達としては付き合いたくはないけれども（笑）、メスを執らせたら凄腕だという人が理論上ありうるでしょう。職人的な腕のよさみたいなもので。「こころ」を扱う精神科領域ではそのへん、どうなのでしょうか。でもよく考えると、職人の腕前なども、職人気質といった言葉もあるくらいで、たんなる器用さや技術の練達度につきない、メンタルな領域にもおよぶある種の全体性を背負ったものかもしれませんね。外科でも、じつはそうなんでしょう。まして精神科の場合は目に見えない部分が大きいわけですから、全体的なものが占めるウェイトは際立ちますけれどね。

――うまく逃げられたかなと言いますか（笑）、もう少し具体的にお聞きしたかったのですが。

滝川　具体的な固有名詞ですか（笑）。

――そうか、まずいか、やっぱりそれは（笑）。時々テレビに出てくる精神科のお医者さんで、もっと早い時期に自分のところに連れてくればここまでひどくはならなかったとか、あるいはあたかも打率十割であるかのようなことを話しているのを聞くことがありますね。行為障害だとか人格障害だとかとすぐに「障害名」を付けてくれる医者も勘弁ですが、こんなふうに自信満々の人もパスしたいですね。自信満々の人に限って、うまくいかなかったときには他人のせいにする傾向がある。お前がおれの治療のとおりにしないから、よくならないのだ、と絶対言われますよ（笑）。ふつうの人でもそうですよね、押しが強くて自信満々の人にかぎって、立場が悪くなると強弁したり急に人を売ったりして……。

以前滝川さんにうかがった話ですと、精神科のお医者さんに三割打者はいないだろうということでしたが……。

滝川　いえ、いないと申したのではなくて、ほかの人はいざ知らず、わたしの打率は三割に届かないだろうと言ったのです。じゃ、少しこの話をしますね。

大学教師になりましたら、自己評価だの自己点検だの、文部省の音頭でしょうけど、けっこううるさいですね。細々と時間がとられます。そんな暇に、せっせと学生を教え、自分の勉強なり研究をしたほうが早いとわたしなどは思いますが。ま、これは余談として、自分の精神療法家としての力量はどのくらいかと考えてみることはあります。

たまたまある集まりで、そこには佐藤さんもいらして、そこでカウンセリングなどの精神療法の打率はどのくらいだという話になったのですよね。そこでわたしの打率は二割八分とお答えしたんだと思います。ほんとは三割と言いたかったのですけど（笑）、自己評価に過大評価はつきものですから、それを割り引いて、まあ、二割八分がよいところでしょうね。

むろん、これは具体的にスコアをとった数字ではなく、なかば喩とってくだされればよいと思います。わたしは野球を考えるんです。プロ野球で打率三割五分なら押しも押されもせぬ大選手でしょう。逆に言えば大選手でも、六割以上は凡打のわけです。精神療法の打率とは、そんなものではないかと話したのです。じゃあ、そんなに低くて無意味かと言えば、そうではありません。クリーンアップの打率が二割九分か三割二分か、わずか三分の差もシーズンをとおせば勝率の大きな違いになりますね。その一分一厘にしのぎを削るのがプロのバッターです。

精神療法も、打率九割十割を誇る世界ではなくて、二割五分を二割八分に、二割八分を三割に、三割二分に、と努力するのがプロという世界だと思うのですよ。

佐藤さんのおっしゃった打率十割みたいなことを言う治療家は、それなりの自信あってのことだとしても、ちょっと心配ですね。わたしは中井久夫先生に多くを教わりましたが、「治療を高く売り込むな」と中井先生はよく言われましたっけ。「あとで高く買い戻さねばならぬ羽目になるぞ」と。

ああ、そうだ、誤解のないよう言い添えないといけません。打率二割八分と言っても、患者さんのうち二割八分しかよくならないわけではありません。もっとよくなりますよ（笑）。野球でも打率は三割そこそこでも、勝率は六割といったことがありますでしょう。それと似たようなものでしょうか。

どうしてそうなるかと言えば、ひとつには、精神療法一本槍ではなく、薬物療法とか手持ちの手段で使えるものはなんでも使って打率を上積みしますよね。もうひとつには、けっして主治医がひとりで治すわけではなく、ほかのスタッフをはじめ、有形無形にいろいろな人々が患者さんに関わっているわけで、それに治療が支えられてゆくからです。これが大きいです。それに、治療者が格別なことをしなくても、患者さん自身が立ち直ってゆくケースもまたありますしね。自然治癒力と呼ばれるものです。

――はい、それでちょっと安心しました。勝率はもっと上がるわけですね。それで滝川さんから送っていただいた『治療の聲』の3号を拝見していたら、中井久夫さんのこんな一文が目に留まりましたので、この章の最後に引かせてください。

《『治療の聲』は大声でしょうか、小声でしょうか。わたしの経験から申しますと、大声で語られる治療の声には、どうも眉に唾をつけたくなるものが少なくないようです。初めは大声で語られた治療がやがて小声になり、ついには消えてしまったこともないではありません。》

「大きな声」のほうがマス・メディアでのとおりもいいですし、目立ちますが、この一文にはとても共感します。ぼくはつい大きな声になりがちのタイプだと、自戒してはいるんですが……。教育という営みも同じなんですね。

【第五章】

思春期犯罪の神話はがし

†犯罪の語り手の変容——精神科医の仕事とはなにか？

——この辺から思春期問題や時事的な問題に移りましょうか。以前、神戸の少年Aの事件の後、滝川さんにインタヴューさせていただけないかとお願いしたとき、きっぱりと断られたのですが、覚えておられますか（笑）。

滝川　そんなことがありましたね（笑）。

——なにか猟奇的な犯罪事件が起きると精神科医がコメントしろと言われる。でもそれは精神科医の仕事ではない。精神科医の仕事は患者さんを治療することなんだと、そうきっぱりと言われたんです。ぼくは二の句が継げませんでした。でも、まったくおっしゃるとおりなんですね。

それでおっしゃるとおりではあるんですが、きょうはぜひですね、その戒律を破っていただいて、こちらの問題意識にお付き合いいただければと思うのですが（笑）。

滝川　そうですねぇ。まあ、言える範囲で、ということになりますけど……。

——これはしっかりデータを取ったわけではないですが、ある事件が起きたときに、識者のコメントというものが新聞に出たり、テレビで話したりしますね。以前ですと文学者をはじめとする知識人広汎が、名前を出していたと思うのですが、それが最近はほとんど精神科医かあるいは犯罪関係の心理学者とか、そのスジの人たちになっているんですよ。たとえば傍証としてあげるならば、『犯罪の昭和史』という、一九八四年に出された全三巻のアンソロジー集があるんです。各巻四百ページほどにわたるのですが、そこでは精神医療関係の方はほとんど登場しないのです。しかも精神鑑定はただ一つ、昭和三十九年の「杉並少年通り魔事件」についてのものが『日本の精神鑑定』（みすず書房）から引かれているだけです。それ以外は、文学者や評論家、ジャーナリストといったところがその顔ぶれです。八〇年代はまだこうした傾向がはっきりしていたのですが、ところが最近は、すっかり精神科医の指定席になっていますね。

滝川　ああ、そう言われるとそうかも知れません。昔のほうが、文学者が発言を求められたし、ある力を持っていましたね。いや、ほんとに力を持っていたかは知れませんが、この事態に小林秀雄ならどう語るだろうか、三島由紀夫だったらなにを言うだろうかという、けっこう深い関心や期待を社会全体ではなくても、ある社会層が共有していたような気がしますよね。また文学者のほうも少なくとも一流どころはけっこう本気に、たとえば三島などは体を張るほどに、それに応える雰囲気がありましたね。文学者は一目置かれていました。じゃ、いまの現象は、それに代わってわたしども精神医学者が一目置かれるようになったせいかと言えば（笑）、いやあ、そうじゃなさそうです。

――エラそうなことを言わせていただきますが、まあ最初からシロウトであることを免罪符にしてエラそうなことを言っているわけですが（笑）、精神科医であるから、あるいは心理学者であるから、人間の「こころ」というものに対するすぐれた理解があるとか、人はなぜかくも異様な犯罪をしでかしてしまうのかということに対して深い洞察を持っている、とかは言えないじゃないですか。

滝川　それは言えないでしょうね。たとえばＤＳＭに象徴されるとおり、人間の「こころ」への洞察とはかけ離れた世界でしょう。人間をではなく、症状をとらえようという発想ですものね。マスメディアでの発言を聞いても、わたしども精神科医の口から、ほんとに深い人間洞察を聞いたという感じはみなさん持たれないでしょう。フロイトに比べたら、なんて言ってもしようがないでしょうけど、人間の「こころ」の奥深い不思議さに触れる話は出てこないですね。でもね、人間の「こころ」についてなにかを言ってみたいという欲求そのものは、精神医学者のなかにあるんですよ。

――あるんですか、なんて（笑）。

滝川　あると思います。人間そのものや「こころ」への関心がほんとうに皆無なら、いくらなんでも精神医学の道を選びはしないでしょう。選んでみたら、なあんだ（笑）ということはあったとしても。ただ、現在の精神医学において専門家たることと、人間行動や「こころ」の理解において深い洞察を培うこととは必ずしも同じではないということでしょう。

ところで問題は、なぜ精神科医が意見を求められなければならないのか。凶悪な犯罪が起きたとして、それはほんとうに精神科医が意見を述べるべき問題なのか、ですね。つまり、ここには人間の精神現象として「異常」なことである、という前提が先にあるわけでしょう。

――おっしゃるとおりだと思います。そのことを、じつはぼくも言いたかったのです。かつて犯罪は、文学者を中心とした人たちによって、あたかも「我がこと」のように語られたわけです。凶悪で異常であればあるほど、そこには人間という得体の知れない存在を解く「なにか」があるのではないか。人間という不思議な存在の秘密のようなものがあるのではないかと考えられていたし、受け手の側にも、語り手たちがそれを示してくれるのではないかと期待するものがあったと思うのです。ところがいまや、犯罪をなすものは異常であり、とくに子どもたちのしでかすことはわからない、という不安に突き動かされ、必死になって「理解のマニュアル」を求めようとしている。「心の闇」という言葉がいみじくも、それを語っていますね。「こころ」なんて、闇だらけですよね。

滝川　そう、人間のすることはわからないことだらけですよね。わたしたちがある行動をして、それをすべて合理的に説明できるかと言えば、できないでしょう。日々の行動の、そのひとつひとつに説明を問うていったら、わからないことがいっぱいあるはずです。ただ、ふつうは人を殺してしまうというような行動ではないから、そのわからなさはいちいち問われずに済んでいるのです。

その意味で言えば、わたしどもの前に患者さんとして現れる人たちの行動は、むしろ単純で、わかりやすく、説明がつくわけですね。たとえばフロイトの理解を援用すればこうなりますよ、というようにですね。裏返せば、説明がつくから、こういう病気ですよと診断できるわけです。

ですから、なにか特異な事件が起きて、不可解でわからないから精神科医にコメントを求めようというのは、お門違いかもしれないですよね。

――ああ、なるほど。それはとても面白い意見ですね。そうおっしゃられると、まったくそのとおりじゃないですか（笑）。そんなふうに言われた精神科医は滝川さんがはじめてではないですか。なにかというとＤＳＭを持ち出して、やれなんとか障害だとレッテル貼りをして、正常－異常という メディアの安易な二分法に易々と乗せられている、いやむしろそれに加担している精神科医の皆さんは、心を衿して聞いていただきたいですね（笑）。

滝川　ＤＳＭは原因や病理を原則として問わない理解法ですから、そもそも説明にはならないものです。こういう人たちがいますよね、こういう行動群がありますよねというだけです。この少年は「行為障害」ですというのは、わたしどもはこれらの行動をそう名づけていますよ、と言っているに過ぎません。

――それを聞いたシロウトは（つまりぼくたちは、ということですが）、「行為障害」という病気があり、やっぱりこういう異常な犯罪をするような人間は、病人なんだという「理解」のなかに収めていく。

滝川　でも、病気だとは言っていないのです。ディスオーダーだと言っているだけですね。

――そうなんですよ。でも絶対にそういうことは、説明してくれませんからね。またまた繰り返しますが、超イタズラ小僧が「注意欠陥多動性障害」と呼ばれ、非行少年、悪ガキは「行為障害」と呼ばれ、あたかもそういう障害があるかのように流布されていく。

滝川　マスメディアのほうも、説明を本気では求めていないでしょう。取りあえず名前を与えてください、ということで……。ですから、一種の共犯関係があるわけです。

――まったくそう思います。

†酒鬼薔薇事件について

――で、いよいよ具体的な話に入りたいのですが、前半でも少し話題に出ました神戸の酒鬼薔薇事件について、あの時点で、どんな感想を持たれましたか。

滝川　正直に言うと、あまり考えなかったですね。考えてもわからないことだと思っていましたし。犯人が中学生だとわかったとき、驚くより、なるほどなあ、そうかも知れないなとは思いました。そう言えば、あれは子どもの残酷さでしょう。なんと中学生が、という驚きはなかったですね。その後、高山文彦さんの『地獄の季節』と『「少年A」14歳の肖像』（ともに新潮社）を読みまして、あれはとてもいい本だと思いました。われわれ精神科医のコメントなどより、ずっと上質です。

――冷静に、小さな事実を丹念に集めて書いていますね。でも、もう少しコメントしていただかないと、話が継げないのですが（笑）。

滝川　うーん。高山さんの二冊のほか、少年Aの両親の手記（『「少年A」この子を生んで……』

文藝春秋）を読みました。被害者の父親のご本も出ましたが、これは読みとおすのがつらそうで……。ちょっと手が出ないでいます。

両親の手記を読むと、これは当事者にとってほんとうに言葉を失うほかない出来事だった、とよくわかります。わが子があんなことをしでかしたら……。親は言葉を失いますよね。手記は表現としては、必ずしも深くはないものですね。それが当然です。言葉を失っているのですから。言葉を失った者へ言葉を求めるのがいまの社会で、残酷だなあというのが読後感でした。

――はい、ぼくもその本は読んだのですが、なんというか、親子というのも、じつはむごいものだと言いますか、あそこまで子どもに裏切られてしまうものか、という感じを持ちました。裏切る、という言葉は適切ではないですね。子どものすまう世界とかけ離れ、その距離の遠さを思い知らされて愕然とさせられる、と言ったらいいでしょうか。あれほどではないにしろ、親子というものは、そんな面がありますね。どれだけ愛情をかけ手をかけて育てても、結局、子どもの「こころ」はわからない。

滝川　そうなんですね。お互い「こころ」をガラスのように見透しあえている親子なんていませんよね。人間の「こころ」は共同的なものでありつつ、同時に、個々人の内側にどうしようもなく孤独なものとしてある世界でしょう。すまう世界の違い、詰めるに詰められない距離。これは人間同士が必ず抱える「こころ」のギャップで、たとえ親子と言えども、免れられないことではないでしょうか。ふつうはそれでも済んでいるのです。また、それでよいのです。ただ、あのような事態に遭遇すると、人と人との「こころ」が必ず抱え持つこのギャップが、家族の間に（家族の間ゆえにこそ）、ぱっくりと深淵のようなクレバスをひらくのでしょうね。わたしたちだって、いつどんなかたちで、クレバスをのぞきこまないとはかぎりません。石を投げる気にはなれませんね。

で、わたしたちがあの事件について言葉を失うことなく、あれこれ語りうるのは当事者ではないからですね。さいわいにも被害者からも加害者からも遠い場に生きているからです。しかし、その距離を自覚するなら、口が重くならざるをえないですよね。高山さんの仕事がよいのは、その自覚のうえで、自分たちがなにを共有しているかを掘り下げることで距離を詰めて、深い理解にたどりつこうと努めているからだと思います。戦後社会の俯瞰から少年の「こころ」のひだにまで、遠近法をきちんとしながら全体をとらえようとしているでしょう。

遠く距離をおいたところで話しますね。わたしたちはなぜあの事件にこんなに震撼させられたのでしょうか。少年による常軌を逸した凶行や殺人自体は、記憶を呼び覚ませば、昔からある頻度で繰り返されてきたことなのです。しかし、この事件では、その凶行内容や犯人が中学生だったという驚愕や、それに乗ったセンセーショナリズムもむろんあったでしょうが、それはむしろ表層で、もっと奥のほうでわたしたちのなにかが深く衝撃された感覚がありました。この感覚は、阪神淡路大震災、さらにそれに続いたオウム・サリン事件と地続きのものだと感じました。

震災は、この世に壊れないものはなにひとつないということをわたしたちに知らしめましたね。この当たり前のことを、わたしたちは長く忘れていましたでしょう。オウムの事件は、無差別な破壊は大自然がもたらすばかりでなく、宗教のような、「こころ」の世界がそれを招き寄せることを、震災の衝撃に追い討ちをかけるように知らしめ、わたしたちは慄然としました。これも忘れていたことでした。バブルの崩壊は金のこわさを忘れたおごりの自業自得と言えますが、その崩壊も重なって、わたしたちの社会はどこか壊れの感覚にうっすらじわじわ脅かされる社会になったような気がします。

神戸の事件は、社会全体のこうした壊れの感覚を背景として、またこの感覚をより浮き立たせるものとして起きたと思います。そう言えば、たまたまかどうか、少年はバモイドオキ神と人間が壊れやすいかどうかを問答していましたね。

犯行は、この少年の資質にいくつもの偶然がなぜか必然のように巡りあわさって、かつて見ない特異でオリジナルなすがたをなしたものに違いありません。それゆえ、わたしたちを困惑させ、衝撃を与え、また、あえて言えば惹きつけもしたと言えないでしょうか。わたしたちはこの事件から、ちょうどロールシャッハ図版のアモルファスなインク染みの偶然模様から「こころ」の深い部分が引き出されるみたいに、自分たちに潜在する不安や脅えを強くひきだされたと思います。

――そうですね。阪神の大震災は、いろんなところで影を落とし続けていますね。壊れたのは安全神話だけではなかったわけですね。

それで、やはり彼、A少年は、特異な資質の持ち主だったろうことは言えると思うんです。ダリに惹かれていたと高山さんは書かれていましたが、ダリがまた通常の枠を超えた人間です。でもダリには芸術があり、芸術によって自分を押し開くことができた。あの少年は粘土で不気味なオブジェを創り、ナイフを突き刺し、教師に心配されたと言いますね。高山さんは、そこに彼の可能性はなかったかと書かれていましたが、結果からの類推だとしても、ぼくもそう感じましたね。

ダリは特異なその資質ゆえに、パワフルで他の追随を許さないような芸術作品を残すことができた。しかし少年の場合、その特異な資質は、凶行として結果したがためにネガティブなものとして見られてしまう。むろん何ものかになるためには、長い修練と地道な努力を必要とするわけですが、その時間は彼には与えられなかった。早熟ゆえの孤独であり、悲劇ですね。ぼくはボタンの掛け違え、と最初のほうで言ったのですが、じゃあどうすればよかったのか。答えは、ない、……ですね。一人の親としての立場で言えることは、ぼくにはないです。

†バスジャック事件と町沢発言について

――バスジャック事件はいかがですか。強制入院させたことについて、あるいは容疑者に外泊許可を与えたことについて、病院側と町沢静夫さんとが真っ向から対立しています。世論は圧倒的に町沢支持であり、病院側の対応は徹底的に叩かれたわけですが。

滝川　あそこで違和感を覚えたのは、町沢さんはもっぱら病院側の対応を批判したけれど、一〇〇パーセント妥当な批判かどうか、ですね。わたしはいささか疑問に感じたのです。町沢さんも精神病院にお勤めになった経験が多分あると思うので現実を御存じないはずはないのになあ、それにしては過剰な批判だよなあ、という気がしましたね。

あそこは国立療養所ですね。国立病院は、もちろん病院によって差はあるでしょうが、一般には国家財政がらみ、医療費がらみで非常に締めつけが大きくなっているはずです。最初に現在の精神医療事情をお話ししましたね。病床の回転を早くしなさい、早く社会復帰させなさい、のんびりやっていてはいけない、赤字を減らしなさいということになっていると思います。国家公務員削減計画でスタッフ数も抑えられているのではないですか。

そういう状況のなかで思春期の少年たちを入院させて診ていくのは大きな負担のかかることなのですね。それをみなさん知っているのだろうか。わが国の精神病院のシステムは、基本的には大人の治療を中心に作られていて、思春期を入院ケアするシステムではないのですね。児童思春期病棟を持つ病院は、わが国で十指に足りるか足りないかでしょう。いずれも大赤字部門です。ちょっと考えてみればわかると思いますが、とても看護や診察の手間がかかりますね。その年齢に向けた生活や活動の場も作らなければならないし、家族とも緊密に関わらなければならないですね。教育の問題もある。それらのコストに対する独自の医療費は健康保険では認められていません。

というのは、わが国では「児童精神科」とか「児童青年精神科」とかといった診療科名の標榜が認められていないからです。内科、産婦人科、胃腸科、心療内科などなど診療科名は（数えたことはありませんが）じつに数多くあります。しかし、これらの診療科名は勝手には作れず、厚生省の認可を必要とします。厚生省は「精神科」「神経科」などの科名を名乗ることは認めていますけれど、たとえ児童青年精神医学を専攻した精神科医が開業したり病院に勤務したりしていても「児童青年精神科」といったような診療科名を名乗ることはなぜか認めていません。

これだけなら、とりあえず看板や表札の問題に過ぎませんから、わが子が精神医学的問題にぶつかったときどこへゆけば専門医に診てもらえるかわからない不便を除けば、まあ、よいとしましょう。よくはないか……。しかしそれだけの問題ではなく、児童思春期を対象とする独自の診療科の標榜が認められない以上、独自の保険診療報酬も認められず大人のそれがそのまま使われるだけになります。

病院設備やスタッフ配置の基準も同様です。精神医療には「子ども」や「思春期」の患者は存在しない扱いですね。そういう医療環境のなかで、子どもや思春期の手間とコストのかかるケアを引き受けるのは、実際、それをしている病棟運営はどこも大赤字な事実からわかるように大変な困難があります。経済の問題だけではありません。精神科は入院患者数あたりの医師数の基準が他科よりずっと低く押さえられています。それはそれは多忙です。

あの国立療養所は、児童思春期病棟のかたちかどうか知りませんけれど、おそらくこうした悪条件のなかで、むしろよく努力しているのじゃないですか。家庭や学校や地域でケアしきれない重い問題を抱えた児童や思春期の患者さんをたくさん引き受けているのでしょう。いま述べたきわめて制約された条件下で、それがどんなに大変なことか。その専門性に対して必要なコストは保証せず、押しつけるだけ押しつけ、なお引き受け方が足りないとか失敗すれば責任をとれとか、わたしたちの社会もいささか身勝手に過ぎないでしょうか。少年たちの勝手さばかりは言えない。

町沢さんほどの社会的視野のある精神科医なら、自分が紹介したケースへの思い入れは後にまわして、まず、このことを発言していただきたかったですね。記者会見で矢面に立たされていた主治医を、わたしならひたすらねぎらいたい。

——なるほど。そうした声は、マスコミからはまったく出てこなかったですからね。

†ナイフ少年や暴力少年を強制入院させたらそれでよいのか?

滝川　少年は精神障害かどうかも、まだはっきりしていないわけでしょう(「行為障害」とは精神障害を意味する概念ではないことは申しあげました)。そういう子どもを精神科へ入院させること自体、迷って当然でしょう。ナイフを集めていたとか、殺すと書いていたとしても、それで入院させることが真に妥当かどうか、そのあと治療につながるかどうか、精神科医であれば考えるでしょう。錯乱状態にあるとか、幻覚妄想状態でとても不安定で不眠が続いているとか、そういうことで緊急にも入院させねばというケースとは違ったわけでしょう。

家庭内暴力の子どもを、合意も先の見通しもなく急場しのぎに入院させた結果、あとで「なぜ入院させたか」と、かえってこじれたり暴力がエスカレートしたり、裏目に出る例はたくさんあります。少年の場合も、結果論だけなら、過激な空想や言説のなかに辛うじて踏み留まっていたかもしれない憎悪や殺意を、あえて強制入院させたことによって一気に実行へ飛躍させたかもしれないという見方だってできなくはないでしょう。あとからなら、なんとでも言えますね。もし入院が必要だとしても、そこに至る慎重な手順や心くばりが、つまり地ならしが必要です。

逆に申しますと、安易に強制的な入院隔離ができたら、それはそれで、いや、そのほうが問題ではありませんか。司法のレベルで言えば、ナイフをたくさん集め人を殺してやるとノートに書いていたからといって逮捕拘留はできないでしょう。医療のレベルでは、それだけで強制的な入院隔離が許されるとしたら問題含みではないでしょうか。その意味でも慎重であるべきですね。ですから病院がすぐ入院させなかったとしても、理由はあることで、ただ怠慢のように指弾するメディアはおかしいとわたしは思います。

入院後、病院内ではなんの問題も起こさなかったそうですね。その場合に試験的に外泊させるのは不合理なことではないですね。まだ錯乱が続いているとか不眠状態とか、そんなときに外泊させるのは明らかに誤りです。けれどもそういう病態ではなかったし、院内では家庭内でのような言動は見られなかった、そしたら外泊させて家での状態をチェックして今後の治療方針へフィードバックさせようとするのは自然なやり方だと思います。

そういう背景状況への理解なくして、なぜ入院に消極的だったか、なぜ外泊させたのかと非難するのは結果論だという気がします。あの少年のしでかした行為は弁解の余地なきものです。しかし、それとこれとは別です。逆を考えれば、わかりますでしょう。家族関係のこじれなのか、非行なのか、精神病によるものなのか判断がつかなくても「問題行動」が見られたらただちに強制的にでも入院させる、入院させたら院内で落ち着いていても外泊させない、退院させてなにか事件を起こしては大変だからずっと入院させておく。自覚されているかどうかわかりませんが、マスメディアを通じた世論の非難は、実質上、そうしなかったことへの非難になっています。これって『ルポ・精神病棟』の世界への逆戻りじゃありませんか。

――なるほど、おっしゃるとおりですね。

滝川　もし批判するのであれば、わが国の精神医療に子どもや思春期の患者さんをきちんと専門ケアできる現実条件がほとんど与えられていないこと。その一方で、精神医療が引き受ける問題なのか、非行・犯罪として児童福祉法ないし少年法のシステムが引き受ける問題なのか、判断のきわどいケースまでもふくんで多様な児童・思春期問題が精神医療に持ち込まれて対処を迫られる現状という矛盾。そのはざまでバスジャック事件は起きたわけで、そこをこそ問題とすべきですね。

――なるほど。……うーん、なるほど。そこがいちばんのポイントなのか。報道レベルではわからない、精神医療のシステムをめぐる非常に厄介な問題がじつはあったわけですね。たしかに、なぜ病院に入れておかなかったのかという意見が正しければ、ナイフを集め、疑わしい言動をする中高生は、どんどん強制入院させられてしまうことになってしまいますね。しかも、受け容れる側は、それに見合うものが用意されていない、と。なるほど。

滝川　もちろん、あのケースについて、診断のいかん、入院の妥当性や外泊の可否を含んだ治療経過全体について、治療関係者たちがケースカンファレンスのかたちで深く検討しあって省みることは必要でしょう。これは失敗から学ぶということであって、非難追及への熱中とは別のことです。

非行的な行動が前面に出ているけれど、やはり精神医療でのケアが必要という事例はたしかにあると思います。そうした場合、いまの医療状況にそれができる条件が与えられているか、そのためにはどんな条件が必要かをきちんと検討することが大切でしょう。そうした現実主義的な努力の代わりに、責任追及や非難の矛先をだれかに向けて、つまり精神主義的に済ませてしまい、いずれまた同じことが繰り返されるのがわが国のパターンですね。この問題とはかぎらず。

――ぼくが目にした限りで言えば、町沢さんはそうした現状には触れていないですね。

滝川　触れていないでしょう。そうした問題意識をお持ちでないはずはないと思うのに。

もうひとつつけ加えれば、現在の動向では、精神病院では極力開放的にケアしなさいということになっています。改正された精神保健法の理念がそうです。原則的には正しい理念ですよね。患者の行動制限に対して厳しい目が注がれる動向のなかで、外泊や外出をさせないことのほうが一般には問題視されるのです。ただ、ここでも理念先行で、それを可能とするにはどんな治療条件やコストが必要か十分に考えられているかと言えば別ですけど。そういう背景に、わたしの知るかぎり町沢さんが言及されていないことも残念に思いました。

――以前、戸塚ヨットスクール問題が大騒ぎになりましたね。もう十五年も前のことになるでしょうか。

あのときはたしか情緒障害という言葉で言われていたと思いますが、家庭内暴力の激しさに、親のほうはほとんどギブ・アップの状態で、精神科に駆け込んではみたけれども、親が願うような対応はしてもらえない。無論警察に引き渡すわけにもいかない。最後にすがりついたところが戸塚ヨットスクールだったわけですが、あのときからすでに、こうした問題は始まっていたわけです。ところが、それに対する国レベルでの対応が、まったくなされてこなかったということですね。戸塚さんは、最後は開き直って、じゃあだれかやってみろ、お前らにできるかと言ったわけですが、大騒ぎをし、徹底的に批判したにもかかわらず、何ひとつ教訓とするこ

図② 少年による殺人は激増しているか

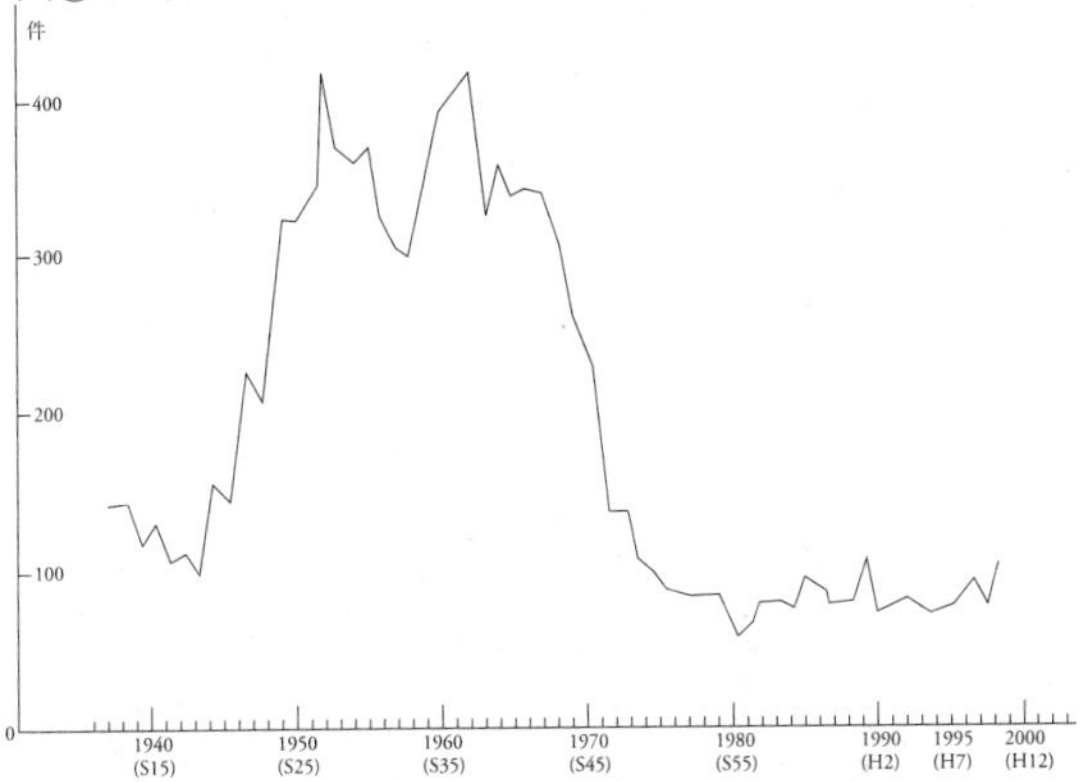

少年犯罪（殺人）の推移

とはできなかった。そのツケがいまきているわけですね。医療と司法のどちらで対処するのか。あるいはどのように連結させたらよいのか、というケースは、今後ますます増えていくだろうし、急を要することなんでしょうね。

†少年の凶悪事件は増えているか？

――それでマスコミの騒ぎ方というのは、いまも昔も変わらないと言いますか、少年の凶悪犯罪が本当に増えているのかどうか。滝川さんは、殺人事件について調べられたということですが、ちょっとその話をしていただけませんか。

滝川　ここまでにも少し触れましたように少年殺人はけっして統計学的に増加しているわけではなく、戦前戦後の長いタイムスパンで見れば、むしろ非常に減少したレベルにとどまっています。グラフをお見せしましょうか（図②）。これは、ちゃ

図③ 少年殺人の低年齢化は進行しているか

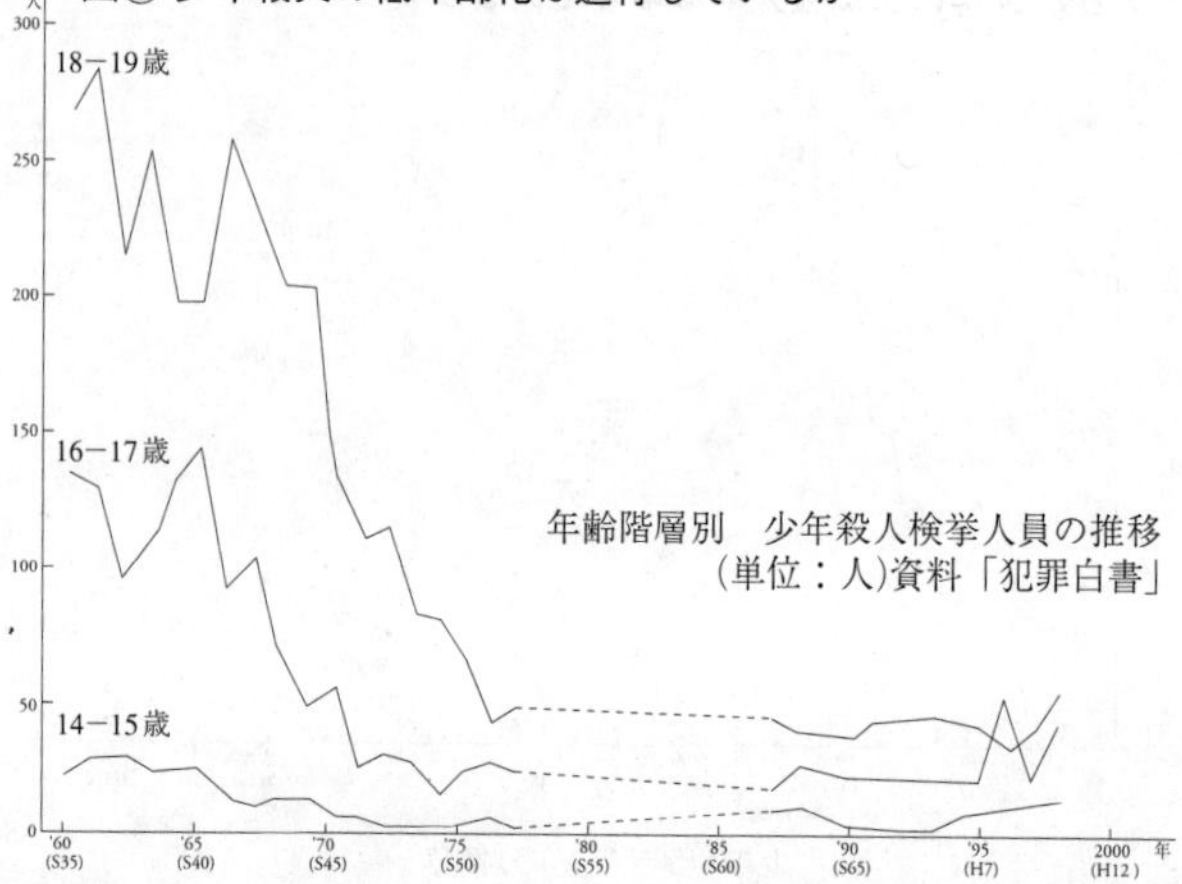

んと調べる人なら、みなが知っている事実です。わたしは実数で追っていますが、母集団の少年人口に変動がありますから、厳密を期すために東大の長谷川寿一教授は年齢人口で割った殺人率を算出しています（『東京新聞』二〇〇〇年九月二十七日）。そのデータを拝見しても、やはり少年の殺人率は非常に低いですね。さらに教授は各年齢層で殺人率の推移を調べて、年々増加の一途にあるのはじつは五十代による殺人であることを明らかにしています。わたしの世代が一番アブナイ（笑）。十四歳、十七歳の比ではありません。少年殺人が騒がれるのは稀少な現象になったからですね。またベースラインがきわめて低くなったため、短いスパンで見るかぎり、わずかな増加も増加率上は激増と見えるのです（十件が十一件になれば一割増に過ぎませんが、二件が三件になれば五割増になります）。

いや、発生率よりも進行する「低年齢化」こそ深刻な問題だという意見もあります。神戸の十四歳に始まり、中学生の殺人が立て続けに報じられましたね。それも調べてみました（図③）。低年齢層による殺人数はずっと低い水準でゆるやかに増減しているだけで、ただ年長少年の殺人が激減したため、年少少年の占める相対比が大きく上昇したに過ぎないことがわかります。けっして低年齢化が進行しているわけではなく、高年齢による殺人が減ったのです。

†理由なき殺人、衝動殺人と言われるが……

――いまのお話を踏まえて、もう一点お聞きしたいのですが、少年たちが本当に騒がれるほど荒れているのかどうか、という問題ですね。それから、いま「驚き」を与えているのは、動機の不可解さだと言われています。こんなことくらいで、という単純さと言いますか、きわめて簡単な理由で人を殺してしまう印象がある、と。あるいはとても衝動的だとも言われます。また「人を殺す経験がしてみたかった」などといって騒がせたり、宮崎勤や神戸の少年の事件のときには快楽殺人などと言われたわけです。

昔であれば、怨恨や貧しさなど、ある見えやすさがあったと思うのですが、その辺についてはいかがですか。

滝川　問題は統計数字ではない、内容の凶悪化、残酷化、不可解さに目を向けよという主張もありますね。昔は、貧に追われてとか、アル中で暴れる父親を思いあまって殺したとか事情のわかる犯行だった、それが現在はきわめて非条理な犯行になっているという説です。昔はドロップアウトした「ワル」だけの所業だったのに、いまや「ふつう」の子がしでかすとか。果たしてどうか、これも調べてみました。わたしもけっこうしつこいですね（笑）。というか、やはり、ほんとのところを知りたい。新聞の古い縮刷版をずっとひもとけばわかるはずです。新聞記者はなぜそれをしないのでしょうね。「専門家」のコメントを求めるより前に、自社の資料室やコンピュータを検索すればよいのに。新聞社こそ情報の宝庫でしょう。それとも、たんなる通過点かしら。

†過去の犯罪例から

滝川　赤塚行雄さんが編纂した『青少年非行・犯罪史資料』（刊刊堂出版社）という全三巻の分厚い本があります。一九四五年から七九年までの間に新聞報道された青少年犯罪の記事を丹念に網羅した資料集です。そこから少年殺人を中心に拾い出してみたことがあります。ちょっと長くなりますけれど、その抜き書きから一部を。

一九四七年、十七歳の少年が十数件におよぶ婦女暴行を続け、うち二名を殺害。「悲鳴が快感だった」が動機で、手帳に犯行をメモしていました。四八年には、十六歳少年が遊びにきた三歳の幼女を殺して全身をめった切りにしたうえ、背中に脅迫文を刃物で刻むという事件がありました。

五〇年、高校二年生が教科書を貸せ貸さぬのいさかいから同級生をナイフで刺殺、翌五一年には中学二年生がやはり些細な口論から三歳下の小学生をナイフで刺殺。キレやすい少年は昔もいたとわかります。五五年には、十七歳が女性の下腹部を錐で次々に刺した江戸川の通り魔事件。同じ年、やはり十七歳が小学二年生の女子を暴行殺害、十六歳が五歳の少女を絞殺。五六年には、成績優秀だった高校生が「ノイローゼ」で入院、退院後、一家七人を殺して放火。五七年に、中学一年の少年が五歳の幼女を絞殺。五八年には、十八歳の高校生が、二十三歳の女性と十六歳の女子高生を殺した事件があります。おとなしい読書家と見られていた高校生で、「理由なき殺人」として大きく騒がれた事件です。彼は警察に電話をしたり、犯行を素材にした小説を新聞の懸賞に応募したりしていました。

五九年には、十五歳少年が手製の槍でとおりがかりの小学一年生を刺殺。これをもとに「危険な十五歳」という特集ラジオ番組が組まれました。六〇年には、あいつぐ少年テロから今度は「危険な十七歳」論が盛り上がりました。六一年、十七歳少年による連続強盗・婦女暴行・放火事件で二名が殺害されました。この事件では弁護側は心神喪失を主張しましたが、懲役十五年の判決でした。

六二年、十四歳少年による通り魔事件で、女性ひとりが負傷、ひとりが下腹部に傘を突き刺されて亡くなりました。同じ年に十六歳の都立高校生がやはり手製の槍で通り魔事件を繰り返し、逮捕後「もうやめようと思っても、翌日になるとやりたくなった」と供述しています。

六四年には、十七歳の名門高校生がタクシー運転手を殺害、死体をトランクに詰めて姿をくらます事件がありました。「殺しをしてみたらどうかなとかなり前から思っていた。漠然と生きていても意味がない。思い切ったことをやりたかった」と。豊川であった事件にちょっと似てますでしょう。同じ年に、十七歳の都立高校生による杉並の連続少年通り魔事件。小学生を縛ってペニスを切断、顔や首を切る残忍な犯行を繰り返しては、警察に犯行の予告状、マスコミ有名人や被害者宅に脅迫状を送りつけていた事件でした。成績優秀な生徒だったといいます。六五年には、中学三年の少年が銃剣を持って登校。担任を脅して校長を刺し、女生徒を人質に山に逃走。途中で会った女性ハイカーらを殴って脅し次々に人質にして連れ歩き、住宅に押し入って逃走資金を奪うと女性一人を人質にとおりすがりのトラック運転手を脅してトラックで逃亡をはかった事件（トラックジャックですね）。「自分をやっかいものにした教師を殺そうと計画的にやった」と供述しています。同じ年には、警官一名が射殺され、他に多数の負傷者を出した十八歳少年のライフル乱射事件もありました。六六年には……いやいや、もういいですね。きりがありません。

わたしたちは過去を忘れているだけではないでしょうか。こう顧みてわかるのは、どの時代にも常識では考えられない残酷で条理を超えた少年犯罪が、頻度は高くなくても、いつも必ず発生している事実です。続くときには妙に続くことや、時代を超えて類似のパターンが見て取れることにも気がつきますね。ただ、昔のほうが少年殺人全体の圧倒的な多さに埋もれて、いまほどには突出しなかったのかもしれません。でも、やっぱり当時もメディアは騒いだはずで、ただそのつど騒いでは忘れ、みずからの健忘を顧みず、ことあるごとに未曾有の新事態かのように煽るのです。

――うーん。過去の事例を出されると、説得力が増しますね。ぼくは少し違う印象を持っていたのですが、さすがにここでは控えます（笑）。

†「キレやすさ」と動機について

――次に「キレやすさ」についてはどうですか。キレるということは、パニック状態になることですね。他人に拒否されたり挫折した体験がない、あっても少ない。したがってちょっとした拒否や挫折によって、パニックに陥ってしまう……。

滝川　子どもたちのメンタリティが、昔に較べて衝動的で短絡的になった（キレやすくなった）との通念は、実際に比較調査したうえでのものではないでしょう。印象に過ぎません。犯罪記録をたどるかぎりでは、とうてい言えないと思います。どうでしょうか、佐藤さん、同じく印象だけなら、わたしらの子ども時代のほうが全体として粗暴だったと思うのですよ。よるとさわると喧嘩してなかったですか。それこそ「ふつう」の子が、殴りあい、取っ組み合いをしました。子どもばかりでなく、大人からしてそうだったと思います。

ただ、全体がそうならかえって目立たないでしょう。図と地で言えば、子どもたちは現在のほうが全体としては穏やかでおとなしくなっていると思うのです。そうした全体傾向を「地」として、ときに起きる激しい出来事がコントラストのくっきりした「図」として浮かび上がり、それが「近頃の子のキレやすさ」として印象づけられるのだと思うのです。差異があるとすれば、昔は子ども同士ではキレても、教師の前ではキレにくかったという違いでしょう。学校の聖性や絶対性が、したがって教師の権威性が、まだ社会に生きていましたからね。

——教師や父親の権威性ですね。とりあえずの歯止めとなっていた。

滝川　残る問題は、動機の不可解さです。わたしたちは行動するとき、たえずいちいち理由を考えて行動しているとはかぎりませんね。なぜあなたはこれこれをしたのかと一つひとつ動機を問われていったら、答えられない部分が、むしろ多いくらいかもしれません。わたしたちの行動は、自身が論理的に設定した必然的なプログラムに基づくよりも、「こころ」の不自由によってさまざまに規定されたり、そのつど巡りあう大小の偶然に動かされたりしている要素がけっこう大きいからですね。その意味で、動機なき行動とはありふれたものだと思います。日常生活のなかではいちいち動機が問われないから気づかないだけで。

したがって、「動機」とは、事後的にその行動を、どう説明するかの「物語」という面を色濃く持っています。とりあえず了解できる物語に収めてみるみたいな。その物語によって、これはこういうことだったと互いに納得できればよいわけです。冒頭で佐藤さんに精神科医になった動機を尋ねられましたよね。あの説明だって、嘘やでたらめではないけれど、でもほんとにそれに尽きるかと言われれば、あやしいですよね（笑）。わたしは一応そう自己了解していますから、まあ、これで手を打ちましょう（笑）という物語でしょう。動機とは、およそ、そういうものです。

人間は合理的存在という近代的人間観にたてば、犯罪には犯罪なりに必ずリーズナブルな動機があるはずだ。ましてや途方もない犯罪なら、よくよく特別な理由があってこそ、という理屈になります。犯罪捜査でも裁判でも動機が必ず問題にされますよね。犯罪に動機ありの前提です。しかし、動機とは、ときとして当人自身にもうまく説明できないもので、ましてだれもが納得できる物語に収まるとはかぎらないものです。そういうとき仕方なく、精神科医や心理学者が動員されるのでしょうね。当人すら説明できない動機や、わけのわからない動機で殺されたのでは、たしかに社会感情としてはたまらないですものね。動機とは、わからない不可解な面をはらむところに本質があるという事実は、残念ながら社会や被害者にとってのなぐさめとはならないでしょう。

――宮崎勤の「幼女連続殺人事件」以降、犯罪の受け取られ方が変わったという印象が、強くぼくにはあるのですが。たとえば昭和五十六年に深川の通り魔事件が起きているのですが、ちょっと経歴をたどるだけで、犯人が追い込まれて行く経緯がわかる。動機らしきものを推測しやすいわけです。けれども宮崎勤の場合は、どこにそれを求めたらよいのか。滝川さんの言い方に倣えば、そこから「仕方なく、精神科医や心理学者が動員され」るようになった。

滝川　「犯罪心理学」から「異常心理学」へシフトしたという印象ですね。この点に関しては、現代社会ではひとびとが相互に了解できる物語が作りにくくなったためではないかと言えるかもしれません。昔のほうが作りやすかったのでしょう。「典型」の話をしましたね。犯罪の了解においても、やはりわたしたちは典型をとおしているのだと思います。

警察の調書でも裁判の論告でも、「かくかくの事情から、かくかくの動機に基づき、かくかくの犯行をなした」という物語の典型が幾通りか決まっていて、どれかに当てはめて一件落着というふうみたいですね。ところが、そうした既存の定型にはまりにくい犯罪が、成人犯罪でも目につきやすくなってきており、思春期の犯罪ではとりわけそれが突出したかたちを見せるのではないかと思います。

わたしたちが抱えている悩みや葛藤の輪郭が不鮮明になってきたということでしょうか。社会が豊かで平和になって、極度の貧困とか社会矛盾など、現実の壁として立ちはだかるハードな困難はずいぶん減っていますね。ハードな社会的困難の下では、苦しみや悩みもハードではあるかもしれないですけれども、輪郭はクリアでわかりやすいですよね。家族の葛藤も昔のほうが単純でしたでしょう。生活苦からの荒れとか、父親が意味もなく威張っていて理不尽だとか、母親が活計に追われて子どもに構う暇もないとか。そのために失調する子も昔はじつはたくさんいて、それが往年の高かった少年殺人率の大きな要因をなしていたと考えられます。

困難や葛藤がハードで明瞭な社会では、凶悪犯罪も多発したけれど、内容的には定型的な了解しやすい物語に収まりやすかったでしょうね。欠乏感ないし欲望のありかが単純明瞭だったからです。現在は悩みや葛藤の輪郭が不鮮明でアモルファスになっただけ、典型的な物語には収まりにくくなったのです。

†思春期のメンタリティと犯罪

滝川　十代の少年が、時代を超えていつも、激しく逸脱した犯罪を生むのは、考えてみればふしぎはありません。十分に社会化（成熟）できてなくて、大人の犯罪のようにそれなりに社会化された対立葛藤や打算というモチーフ（これは物語としてわかりやすい動機）を大きく欠きやすいためでしょうね。社会的にはおよそ間尺に合わない、すべてが傷つくだけの、大人からは愚かとしか言いようのない行為を、しかし、なにかに駆られたように起こしうる年齢なのです。「反」社会ではなく、「非」社会的な犯罪ですね。当然、型どおりの典型には収まりきれません。

その一方、この年代は犯罪という社会的行為を自覚的になしうるほどには社会化されており、この不安定なアンバランスから、ときに非条理きわまりない惨劇が引き起こされるのでしょう。こうしたアンバランスは、犯罪にせよ、ほかのなににせよ、思春期のメンタリティに多かれ少なかれ通有のものですね。

――思春期のアンバランス、不安定さというのは、まったくおっしゃるとおりですね。自分の娘たちを見ていても、父親を徹底的に無視する、あるいは拒否する。しかしそれなら自立しているかと言えばそうではない。依存しているがゆえに、あるいは依存を自覚し始めているがゆえの拒否、葛藤ですね。拒否することで、依存を表現している。精神的にもアンバランスですが、身体的にもそうで、たとえば養護学校の子どもたちにおいても、この十四、五歳から十七歳くらいの間に、それまでてんかん発作などなかった子が（むろん脳波を取ればてんかん波が見られるなど潜在的な要因はあったのですが）、突如としててんかん発作を起こして倒れるという例が見られます。身体的にもバランスを失っている時期なんだなとつくづく思いましたね。

それから患者として病院に訪れる人たちの年齢構成という点ではどうですか。たとえば低年齢化しているとか、思春期年代が急増しているとか。

滝川　そうですね、ちゃんと統計をとらないとわかりませんが、たぶん増えているでしょう。それだけ敷居が低くなったということですね。精神障害の子どもが増えている、これは大変だという言い方はできなくて、山で言えば高くなったというよりも、裾野が大きく広がったんだと思います。いろいろな問題が精神医療に持ち込まれるようになったと言いますか。

――たしかにそうなんでしょうね。お話に出た滝川さんを囲む集まりのなかで、精神科やカウンセラーをはしごしている子どもがいる、という報告も出されていましたしね。子どもたちの「こころ」が脆《もろ》くなっている、というようなかたちで、一部の突出した部分を拡大して映すという煽情性は、マスコミの性格でしょうから、それをどう冷静にこちらが受け取ることができるか。そういうことですね。

【第六章】

思春期問題への家族論的アプローチ

†〈性〉と〈食〉――摂食障害の治療について

――それで思春期に見られる症状として女の子であれば摂食障害、男の子の場合には家庭内暴力や引きこもりだと思うのですが、そのときにはどんな対応になりますか。当然、個別具体的だとは思うのですが、まず摂食障害について、最大公約数的な治療論といったものを話していただければ。

滝川　どんなふうに治療するのですかとよく聞かれるのですが、なかなかひとくちで答えにくいのです。うーん、最初から話しましょうか。わたしが精神科医になって最初に治療を任された患者さんがじつは摂食障害のひとだったのです。そのとき、いま佐藤さんがお尋ねになったことを、わたし自身が問わねばならなかったことを思い出します。

当時はまだ摂食障害は稀な病気だとされていました。治療論もいまでこそ山ほど刊行されていますけれども、その頃はほとんどなかったと思います。教科書を開いても、摂食障害、とりわけその代表格のアノレキシア・ネルボーザ（いわゆる拒食症）については栄養補給法をのぞけば、あとは「精神療法が必要だが、治療困難である」みたいなことしか書かれてなかったですね。具体的にどう精神療法をするかは書いてないし、ただ治療困難と言われてもねえ。

医学教育では特定病因論を叩き込まれますから、それぞれ病気には原因が決まっていて、それによって治療法もそれぞれ定まっているという考えが染みついていますよね。結核はこれこれの薬で治療する、糖尿病ならこうして治すといった公式があって、それに則ってゆくのが医学的治療みたいな。ところが摂食障害はこう治療する、家庭内暴力ならかくかくの治療法で、といった治療の公式がどうやらないみたいだと駆け出しの精神科医は気づいたわけです。医学生時代に教えられた治療観が揺らぎ、ひどく覚束ない思いがしたものです。

でもね、これは「治療」の手立てがない、ということでもないらしいとやがて気づきました。そもそも対象が違いますね。フィジカルな物質過程を扱う身体医学から生まれた治療観、つまり身体療法の治療モデルを、そのままメンタルな心理過程を相手とした治療にあてはめようとするから当惑するのだ、と。

治療道具も違いますね。薬とかメスとか基本的にフィジカルな道具を使うのが身体療法、言葉やイメージを主たる道具とするのが精神療法です。道具が違えば、方法も異なってきます。一般にフィジカルな道具は、パソコンでもなんでも、使用法をメカニカルかつシステマティックにマニュアル化できますよね。内科や外科の教科書にある治療法とはそういうものでした。しかし、言葉やイメージという道具の扱いはそれとはちょっと違うのだと、まあ、そんな当たり前と言えば当たり前に気づいたわけです。

――手探りで始められたわけですね。

滝川　ええ、手探りでした。そんなわけで摂食障害の治療は、胃癌手術の術式を説明したり糖尿病の治療法を述べたりのようには語れないところがあります。むしろ、多様にある精神療法の諸流派のそれぞれが持つ方法論についてと、それを摂食障害のひととの間で行うとき、それぞれの流儀における勘所や留意点を語ることになるだろうと思いますね。

さっき、いまは治療論が山ほどと申しましたでしょう。どういうことかと申しますと、わたしが診始めた頃が走りで、それから摂食障害の患者さんがどんどん増えてきました。そうなれば「治療困難だが、まあ、めったにある病気でもないし……」では済まされませんね。精神療法の諸流派が積極的に治療に取り組み始めました。ここが腕の見せどころといった感じで。

それにね、数がどんどん増えたというのは、裏返せば、全体としては軽症化したということなのですよ。よくよく深刻な問題にぶつかったひとしかならなかった、それゆえ稀少だった摂食障害が、それほど重い問題からでなくても比較的たやすくなれる、ありふれた病になってきたことを意味するからです。あの「治療困難」と言われる摂食障害がこんなに蔓延してきた、さあ大変！　ということでもないのです。メディアはよくそういう騒ぎ方をしますけど。ちゃんと関わればけっして治療困難でない摂食障害が増え、そうした状況下で、さまざまな治療流派から、それぞれ、いろいろな関わりの工夫が出されてきたわけですね。

特定の流派を専攻している治療者はそれでやってゆきますでしょうし、わたしみたいな折衷派はそういう工夫のうちで生かせそうなものはお借りしたり応用したりしながら、動かせるところから動かすということを患者さんとの間でこつこつやってゆくことになります。

――どんなところから始めますか。

滝川　まず、本人が困って相談に来るところから始まります。どう困っているかというと、拒食よりも、過食の状態になってそれをなんとかしたいというものがいまは多いですね。

昔の教科書で「治療困難」とされていたのは、古典的なケースでは、少なくとも拒食ということ自体には本人は困っていなかったためです。本人がこれでよしとしているものを、さあ治療しましょうといっても治療が成り立たないのは当然ですよね。しかし、その頑強な拒食の根底には、大変奥深い無力感や怒りや一筋縄ではゆかない葛藤が潜んでいます。それを悩みとして受けとめて、その悩みをなんとかほぐしてゆきましょうという合意にいたれば、そこからやっと治療が始まるわけですけれど、それが簡単に解決できるような悩みなら初めから拒食症になったりはしない、いずれにしても道は困難だというのが古典的な摂食障害の病像だったと思います。

それに較べて、現代の病像は、拒食が頑強に続けられるよりも過食のほうに流れやすくなっていて、過食はそれ自体、本人にとっても、だいたいにおいては厄介で困ったことなのです。だったら、そんなに食べなきゃいいのにと、傍目にはもちろん本人自身も考えるのですが、そこが意志にまかせぬところが、「こころ」というものの不自由さですね。そこから治療が始まります。

古典病像のように徹底して拒食が貫かれ、やせが維持されている状態は、本人の側から言えば身体をほぼ思いどおり制圧できている状態ですから、「こころ」の不自由さという問題には直面しないで済んでいます。裏返せば、直面しないための拒食とも言えるかもしれません。そのかぎりにおいて、治療（援助）を求めようとしなくて当然ですね。けれども、身体への専制が破綻して過食になれば、そうはゆかないでしょう。

†摂食障害の心理的メカニズム

——拒食と過食というのはあるサイクルで繰り返されるものなのですか。

滝川　躁鬱病が躁と鬱のサイクルを持つみたいに拒食期と過食期をサイクルするというケースは診たことはないですね。同時に混在しているか、拒食で始まり、気がついたら過食になっていて、過食の状態が続いているという相談が多いと思いますね。

——これはイメージの病と言いますか、自己了解と身体イメージの誤差が調整できないと言いますか、そういうイメージの病なのですか。

滝川　古典的な病像をとっていた時代は、身体イメージも含めて、みずからの女性性、女性としての身体を受け入れられない、そういう「こころ」のメカニズムが拒食の背後に潜んでいると言われていましたし、実際にもその説明がぴったりあてはまるものが多かったと思います。思春期に入り、自分の身体が女性としてふくよかに成熟し始めたとき、それを受容できず、それを拒むために食べない、栄養を摂らない、身体を針金のように細身にしておく、そんなメカニズムが「こころ」の奥で働いているというわけです。

これは基本的に近代社会になって生まれた病です。近代的な個人意識が浸透するにつれて、女性も男性に伍して社会的な自己実現をはかるべきだ、そうありたいという意識が女性の間で目覚めてきますね。でも、意識は目覚めても、社会的文化的にはまだまだそれを阻む古い構造が残っており、男尊女卑だったり、家父長的な男権主義が支配したりしている現実があって、そのズレのなかで、女性なる存在はなんと割を食っていることだろうとか、無力におかれているとか、疎外されているという意識が生まれてくるわけです。摂食障害はそういう意識の芽生えを背景に出てきたわけでね。ですから、知的に高く活動的なパーソナリティの持ち主、社会的な自己実現を志向するタイプの女性がなりやすかったですね。

しかし、現在ではもはや、こういうタイプの拒食症は少ないでしょうね。いまの時代では女性の社会的な自己実現を阻む厚い障壁はなくなっていますね。フェミニストに言わせれば、いやまだまだ、かもしれませんが（笑）。けれども、そういうフェミニストの批判が一般性を持って社会に流布するようになっていること自体、若く知的な女性に芽生えた鋭い近代的個人意識が、家族的・社会的条件から（フロイト的な意味で）抑圧されて拒食症を生むといったかつての病理背景はもはや一般性をなくしていることを示しています。

ですから、昔の教科書にあったような、自分の女性性、身体性をドラスティックに否定しぬくような摂食障害は稀になっていますね。まあ、昔は摂食障害そのものが少なかったわけですが。女性性を否定するというよりも、むしろ女性らしく身体をシェイプアップするためのダイエットの延長線上に生じている、そういうかたちに移っていますね。

——ダイエットの延長がどうして食の拒否、あるいは過食というところまで進んでしまうのか、という点はいかがですか。

滝川　ひとつには、そもそもダイエットというものに無理があるわけです。わたしはそう思うんですよ。「こころ」が自由ではないように、ほんとうは「からだ」も自分にとってそうそう自由ではないわけです。そのからだを、自分の思うイメージのとおりに、つまり意のままに造型しようというのは、そもそも無理な話なのですね。言うなれば身体性への専横、あるいは抑圧です。わたしもおなかが出てきましたが（笑）、ダイエットをしようとは思いません。

もうひとつ考えてみましょう。昔の女性はどうやってシェイプアップしていたかと申しますと、西欧では鯨のひげなどの入った強靭なコルセット（日本なら幾重もの帯）によって外側から身体をぎゅうぎゅうと絞り上げて、それで体形を整えていたでしょう。しかし、やがて、それは健康にも悪く、それよりなにより抑圧的な装いであるという認識が広まり、男権文化が女性に強いてきた抑圧のシンボルとして、日常の装いからは姿を消してゆきましたね。コルセットからの解放で、それによって女性はのびやかで自由な身体性をわがものにできたはずでした。ところが、そこに新しく発明されたのが、ダイエットという名の内側から身体を絞り上げるわざだったのですねえ。せっかくコルセットから解放され、のびやかな身体を取り返したはずだったのにね……。

ドラスティックな拒食症のかたちをとる古典的病像は、窮屈なコルセットに象徴可能な古き男権文化が、近代社会のなかでなお残渣的に、しかし根強く残っていた時代の産物だったと考えられます。これに対比すれば、現代の過食症主体の病像は、せっかくコルセットから解放されたのに、なにを好きこのんでか、あたらダイエットに走るようになった時代の産物ということになります。

†食と家族

――外からの抑圧に代る自らの抑圧ですか。面白い考えですね。それで食を拒むということは、きわめて端的に家族を拒むと言いますか、そんな点はないですか。家族というものは食事を媒介として、関係の基本的なあり方がかたちづくられているという面がありますよね。

滝川　ありますね。

――そのことへの拒否、あるいは家族そのものへの拒否がある。

滝川　ぼくの生まれてはじめての論文が、それなのですね。食卓は家族の表象だという論文でした。家族がいちばん顔を合わせ、同じテーブルにつき、同じものを食べるという共同の場面を作りますね。家族間のサイコロジカルな関係性の綾は、その食卓の状況に端的に映し出されるわけです。家族間の微妙な葛藤も、そこに意識的・無意識的に現れ、しかも食事は日々の繰り返しですね。拒食にせよ過食にせよ、摂食障害とはたんに食べることの失調ではなく、食卓における「食事」に表象される家族、その関係における失調なのだということを述べた論文でした。

——村瀬学さんは、家族は〈戯れ〉と〈治め〉によって成り立つ。どちらに比重がかかるかによって、その家族の色合が決まると言われたのですが、家族の内実をこれほど端的にかつ的確にとらえた言葉はないのではないか、とぼくは感じたのです。そして家族の食事というものは、まさに〈戯れ〉と〈治め〉の二つが同時に果たされている、そんな場であり時間なのではないかと感じます。それは、たんに出されたものを残してはいけないとか、マナーを教えるというしつけの場だという以上の意味がある。

上の娘が思春期になって部屋にこもり始め、父親を無視し始めたとき、たいがいのことは大目に見るようにこころがけたのですが（向こうは確信犯と言いますか、わかっていていろいろやっているわけです。こちらも腹の立つことはたくさんあったのですが、そのたびに怒鳴りつけたり抑えつけたりしてもろくなことはありませんから）、夕食を一緒に摂るという一線だけは譲らなかったのです。色々あるだろうけれど、メシだけは一緒に食え、と。時には実力行使さえ辞さなかったりして、家の中が騒ぎになったりしたのですが、それくらい食事、とくに夕食を一緒に囲むことは大事だとぼくは思っていました。

滝川　「夫婦は戯れ、両親は治める」（村瀬学『子ども体験』大和書房）でしたね。じつに言い得て妙ですね。

おそらく摂食障害の古典的病像の背後には、たとえば父親が君臨し母親は黙々と仕えて給仕しといったたぐいの食卓が典型としてあったのではないかと思います。専制的な〈治め〉で、これはどちらかと言えばその家族固有なサイコロジカルな綾というよりも、時代と社会になお遺残した家父長的な制度の重苦しさといった陰影の濃いものだったでしょうね。

それにひきかえ、現代的な病像では、そうした制度の落とす影は消退して、その家族固有のサイコロジカルな葛藤性みたいなものにじかに背景づけられるようになっていると思います。より個別的になっていると言えますが、強いて言えば〈治め〉の過剰よりも、〈戯れ〉の過少がしばしば窺えるような気がいたしますね。

佐藤さんの場合は、娘さんをもう思春期だからと大人として扱いつつ、しかし自分たちは家族だぞ、家族は辞めないぞという一線を貫かれたということですよね。思春期は「親子」という関係からの離脱がはかられてゆかねばならない時期ですけれど、「家族」という関係は守り抜かれねばなりません。佐藤さんがなさったのは、まさにそれですね。さもないと、子どもは自立ではなく孤立に向かってしまいます。

——安心させていただいた反面、ちょっといまのお話にはドキッとさせられたのですが。つまりぼくには子に対する親の務めは自立させることだという思いが強くあったのです。で、上の娘には比較的早い時期から距離を意識して接していたわけです。でもその思いが娘に対して孤立を強いてしまうことにならなかったか。子育ては失敗の連続と言いますか、後悔すればきりがないのでしょうが、少なからず、うーん、という感じを持ってお聞きしました。まあ、仕方がないですね、こんな親父ですから(笑)。

でも、やっと少しずつ、こちらに戻ってきてくれているようなので……。でもそう思ったら、今度は下の娘が始まってしまいました(笑)。

†葛藤や対立を共有するために

——いやいやぼくのことなどはさておき、摂食障害の場合、当たり前ですが、直接、食べなさい、食べるのを控えなさいとは言わないと思うのですが、家族へのアドバイスを含め、どんなアプローチになるのですか。

滝川　年齢とか症状の程度とか全体の構造とかで一概には言えないのですけれどね。食症状そのものを正面から治療の標的にすることは少ないです。それをするなら、行動療法のようなやり方がひとつのアプローチになりますけれど。それよりも、そのひとがぶつかっている家族との「こころ」のもつれみたいなものをいかに扱ってゆくかになります。

たとえば家族へのアドバイスで言えば、いろいろなことにおいて本人がどう体験しているかと家族がどう体験しているかとの間に往々にして大きなずれが生じています。共有が難しくなっているのですね。家族間の葛藤的な状態とはだいたいがそういうものでしょう。アドバイスというよりも、間に立って、両者のずれを埋めてゆくみたいなアプローチが多くなりますね。

――患者さん本人が、根っこに家族との葛藤があるということに気づいていることは多いんですか。

滝川　日々の生活はうまく愉しくいっているにもかかわらず、食行動だけに異常をきたしているというケースはまずないわけで、みんななんらかの葛藤や不幸感を持っていますね。というより、いまは、開口一番、家族への不満が縷々語られるといったものが多いように思われます。

――家族、つまり親のほうはどうですか。案外自分たちへの違和を抱いてきた結果なのだとは気づかない場合が多いような気がするのですが。

滝川　気づかないというよりも、やはり、体験の仕方や認識のあり方のずれでしょうね。子どもの話を聴いているとなんとひどい親だろうとなり、親の話を聴いていると今度はなんとわがままな娘だろうとなるといったような。どちらの言い分が正しいかではなくて、親子間にせっかく(?)対立が生じながら、対立においてもその体験が共有されず、言うなれば「弁証法的な対立」(笑)になってゆきにくいと申したらよいでしょうか。歯車がかみあわないわけですね。

――「弁証法的な対立」は、やがて和解へと向かう。この場合の和解ということは、仲良くなるということではなく、対立は対立として大人同士の距離を置いた付き合いができるようになる、そのようなことを意味していると受けとってよろしいのですか。

滝川　おっしゃるとおりです。駆け出しの頃は、親子の関係調整というと、なんとか仲直りさせたり仲良くさせたりにばかり一所懸命になったものでしたけど、やがて、それはちょっと違うのだとわかりました。対立を対立として向き合えるようになることのほうが重要ですね。対立と敵対とは違いますし。

†彼女たちはなにに躓いているのか?

――男の子の場合もいますか。

滝川　いますけれども、圧倒的に女性のほうが多いですね。

――論文に書かれていますが、やはり女性が持っている身体性の問題が大きいのでしょうか。つまり家族とは〈性〉と――つまり産むことですね――〈食〉からなるものであり、その家族世界においてもっとも自然的・身体的な基盤を荷うものとして女性が擬せられてきた、というところに滝川さんはその原因を求めておられますね。

滝川　そうですね。

――あきらかに身体の成熟を拒否するという病像は、ひと昔前のものであるというお話でしたが、ちょっと意外だったと言いますか、ぼくの仮説がはずれたかなという感じですね。つまりこの思春期というのは、〈性〉としての自分に作り変えていく、そういう時期ですね。思春期における失調の多くには、〈性〉としての自分の作り変えの失敗、失敗とは言わないまでも、困難さが表出されているのではないか。つまり女の子の場合、〈性〉の作り変えの失敗は身体を直撃する、というのがぼくの仮説だったんですね。それは古典的な姿であるということで、ちょっとはずれたかなと。

ちなみに男の子の場合には〈性〉は観念の問題として現れるのではないか。つまり退行と言いますか、滝川さんの言葉で言いますと二人関係の全能感にとどまろうとする。しかし全能感は絶えず干渉され、ときには抑圧されたり否定されたりするわけですから、全能感が損なわれた結果として、暴力性として現れる。そんなことを考えていたのですね。バスジャックをした少年の手記を読んだとき、あそこで表出されている少年の憎悪はまさに女性に対するそれであり、どこかでかなりてひどい〈性〉の挫折をこうむったのではないか、そうひそかに考えました。

滝川　〈性〉としての自分、という問題を考えた場合、自分の〈性〉が女性であること自体がすでに受け入れられない女子は、現代では非常に少ないと思うのです。たとえば「生まれ変わるなら、どちらの性がいいですか」と尋ねたとして、「もう女はいや！」という回答は非常に減っていないでしょうか。「やはり女性」という答えが多い気がします。

摂食障害においても、自分が女性であること自体には異存はなく、したがって身体が女性として成熟することを懸命に拒むという古典的な心理メカニズムによるものは、まれになっていると思います。女性らしい身体を磨くつもりのダイエットがしばしば発症の契機になっているくらいですし。とすれば、彼女たちはなにに躓いているのか、ですね。

古典的病像における身体への構えは、究極には身体を無にして精神だけの存在になろうというベクトルをはらむものでした。そういう激しい否定です。今日のそれは、性や身体の否定というより、ダイエットに象徴されるように、現代カルチャーにおける女性的身体へ向けて自分の身体を意のままにしたいという強いこだわりとその挫折ですね。この場合、佐藤さんのおっしゃる「〈性〉の失敗」ということで言えば、家族との間でのエロス的な親和性、村瀬さんのいう〈戯れ〉の関係のなんらかの失調というふうに言えるでしょうね。それが基本的な病理背景だろうと思います。

男の子の場合には観念の問題として現れると佐藤さんが言われるのは、次のような意味に考えてよろしいでしょうか。一般に男という存在は、家庭という場のなかでは多かれ少なかれ観念的存在ですよね。家族という関係において、子を産み育て日々炊《かし》ぎという身体性を媒介とした役割はずっと女性が担うものだったでしょう。家庭とはそのような役割が果たされる場を本質としていますよね。これに対して、男性の身体性は、家庭の外で敵と戦ったり社会的労働をしたりのために発揮されるもので、家庭内での大きな役割はなかったですね。家庭を場にしては久しく、男は身体性としてよりも観念性として生きてきたわけです。つまり、かっこよく言えば精神的支柱として（笑）、かっこ悪く言えばいてもいなくてもよい虚しい存在としてということですねえ。

——はい、どちらかと言えばかっこいいほうに比重をかけたいのだけど（笑）、その失敗や挫折の結果、退行しようとする。カッコ悪いほうは引き受けることができない。

滝川　う一ん、かっこ悪さを耐えて引き受けることも大切なのでしょうね。

思春期以前は男の子も女の子も「育てられる身体」として家庭の中に身体性としてうまく収まっていられます。思春期に入ると、とりわけ男の子は家庭内に身体性として収まっていることが難しくなって、家庭の外にその場を求めてゆきます。これが社会化と自立の契機ですね。しかし、ここで社会化に大きく躓きますと、外への道を失ったまま、家庭の内側での暴力のようなかたちでしか身体性が発揮できなくなります。だから、この暴力は養育期が持つ幼い依存性をひきずり続けており、そのいっぽうでほんとうに身体が身体とぶつかりあうような対決性を持たず、そういう言い方をすればどこか観念的で、虚しいうつろな暴力なのです。

†二人関係の病——家庭内暴力について

——なるほど、うつろな暴力か……。なるほど。それで女の子が摂食障害として現れるとすれば、男の子の場合には圧倒的に家庭内暴力ですね。

滝川　そうですね。男の子の場合は、家族葛藤が暴力として現れやすいということですね。でも、これは当たり前のことですね。もちろん、一口に「家庭内暴力」と言っても、いろいろな種類があるわけですけれども。ひとつの「典型」を想定して考えてゆきましょう。

——昔の非行少年にも親に手を挙げる不届き者（笑）はいたでしょうが、家庭内暴力というのは、きわめて現代家族に特有の現象ですね。滝川さんも分析されておられますが、家族が地縁血縁的家制度や共同体から切り離され、家族としての自立を余儀なくされ、その分エロスの濃度を濃くしてきた。少子化、核家族化などもあって関係が濃くなり、また濃《こま》やかになった。その背景に固有の現象ですね。

滝川　良くも悪くも家族間の心理的なつながりや関係のあり方が煮詰まりやすくなっていますね。古典的な家族であれば、心理的な綾というよりも、もっと現実的なと申しますか、たとえば一家で力を合わせて働かないと食べてゆけないとか、地縁血縁的な社会システムとかが、家族の関係をつなぎ合わせる強い外枠になっていました。いまはそういうタガのような外枠はなくなり、かわりに現代家族はもっぱら内側で「こころ」でつながる世界になったのですね。いや、昔だって「こころ」の絆はあったでしょうけれど、現代ではそれに依存する度合いがきわめて大きくなった、場合によってはほとんどそれだけが家族を結ぶ絆というふうになったと思います。

このため現代の家庭はとても濃やかな心理世界になりました。これは結果として、いっぽうではこころ豊かで親和的な家族の相互関係を可能としました。暖かな家庭です。けれども、「こころ」とは思いどおりにいかないものですし傷つきやすいものでもありますから、他方で現代家族は、「こころ」が煮詰まりすぎたり、いったんこじれたりすれば非常にもつれた心理世界ともなりやすくなりましたね。

ところで、これに関しては大きな錯覚が流通しているような気がするのですよ。ことあればわたしたちは現代家族について、「こころ」の絆が薄れたとか、親子関係が希薄になったとか、そんなことばかり言い立てていますでしょう。とりわけ「専門家」が。少年犯罪も児童虐待《チャイルドアビューズ》も、その文脈で語られては、現代家族の機能低下が危機感を持って訴えられますね。

でも、これは錯覚で、郷愁や過去の美化を吹き払ってリアルに振り返れば、一般に昔の家族のほうが、「こころ」の絆という面ではいまよりもずっと薄かったと思います。ただ、昔はそれによって家族がこわれることは少なくて済んでいたのです。さきほど申し上げた外枠が、家族を維持させる強いタガになっていたからですね。このタガは、いっぽうで家族のひとりひとりにとっては桎梏だったり抑圧的なものだったりという側面を持っていたことも忘れるわけにはゆきませんけれども。

わたしたちがいま真にぶつかっているのは、現代社会においては家族関係の維持が、「こころ」の絆とかエロス的な関係性に、かつてないほど深く頼らねばならなくなっている現実だと思います。実際にはそれらは希薄化どころか、むしろ全体傾向としては濃密化していますよね。にもかかわらず、家族関係がそこに依存する度合いが高まったぶんだけ、なにか薄れているのではないかという不安や強迫観念に脅かされがちになったこと、ときに煮詰まりすぎた関係のなかから現代固有のこじれた家族病理が生まれるケースがあること、このふたつが現代の特徴でしょうね。

——過敏さゆえのアレルギー症状のようなものなんでしょうか。家庭内暴力の場合、本人が病院に自分から行くというケースは少ないのではないかという気がするのですが。バスジャック事件のところでも話が出ましたが、親のほうが参ってしまい、相談にくるわけですね。

滝川　そうですね。

——そのとき、本人にはどんなかたちでアドバイスを伝えていくのですか。

滝川　まず、相談に来られた親御さんに、これまでどんな対処をしてこられたかをうかがいます。その結果も併せて。思いあまって相談にこられるまでの間、親は自分たちなりに試行錯誤してこられたはずですから。これまでさんざんやって実を結ばなかったことは、さらに続けても徒労の可能性が高いから一度やめてみましょう。これはすぐに結果は見えないかもしれないけれど、手応えなきにしもあらずだからねばり強く続けてみましょう。話をうかがいながら、その評価を話し合いながら、とりあえずこれからどうしてゆくかを考えますね。

いずれにせよ万能の解決策は（少なくともわたしには）ありません。ただ、困難な状況下で起こりがちな視野狭窄から家族や治療者自身を守ることにもっぱら心掛けます。家族関係があんまり煮詰まらぬよう、外との風通しをはかったり内圧を下げたりする工夫をするとか。そうこうするうちに、うまくゆけば親との話し合いのなかで子どもの姿が必ずしもネガティヴなものとしてばかりでなく、しだいに生きた像を結んできますね。そのイメージを家族とできるだけ共有しながら、あれやこれやしているうちに暴力がわずかずつ凪《な》いでゆきます。さらにうまくすれば、本人がふいと診察室に姿を現す場合もあります。もちろん、いつもそんなにうまくゆくわけでなく、あくまで打率二割八分での話ですよ（笑）。

そうした流れのなかで、状況にもよりますが、ときには往診することもありますね。出かけていってみます。

――そのときどうですか。追い返されたりしませんか。

滝川　それはありますよ、当然（笑）。追い返されるより、会ってくれないということですね。

――そうですよね。最初はそちらのほうが多いんでしょうね。なんか大変そうですね。ヘタをしたら、殴られちゃいそうですね。

滝川　殴られちゃった経験はありませんけれどね。本人だって、やっぱり、安寧な状態にいるわけではなく辛く生きているわけです。親の側からの話ばかりではなんだから、そのあたり、本人には本人の言い分があるだろう、と出かける次第です。そこが接点でしょうね。親を殴るなんてケシカラン、なんてことさえ言わなければね（笑）。

――ぼくは言いそうですね（笑）。あまったれるんじゃない、とか。

滝川　いや、言ってもいいのですよ（笑）。親だろうとだれだろうとひとを殴るのは、あんまり幸せな行為ではありませんもの。ひとを殴ることで殴るほうもなにかがひそかに壊れてゆきますし……。言ってそれが効くものならねえ。佐藤さんなら、わりと効くかもしれない（笑）。

――いやいや、顔だけですよ、ぼくの場合怖いのは（笑）。まあそれは冗談ですが、家庭内暴力は家庭のなかでだけ現れて、外では比較的おとなしかったりする。

滝川　ちなみに家庭内暴力がややこしいのは、家族とのサイコロジカルな煮詰まった葛藤のなかで、その表現として起きていることのためでしょうね。たんに親が気に食わないとか大嫌いだとか意見が合わないとかであれば、それは対立であって、葛藤ではないですね。親子げんかとの違いでしょう。

――なるほど。対立というのは、批判、無視、など、一応どんなかたちであれ親と向き合うことですからね。対立が我慢ならないものなら、家を出れば済むわけですし。そうか、対立できない苦しみを、根っこに抱えてしまうことなのか。家族のなかにおける自－他がとても密着している、そういうことなわけですね。母子密着などという言葉もよく聞かれますが。

滝川　密着と呼べるようなぴったり膚接した関係であれば、まあ、いつまでもマザコンで、といった問題は出てきても、暴力にはならない気がします。膚接もできず離れもできず、というもどかしくも苛立たしい関係。その関係からの無理やりの身のもぎ離しという面が、家庭内暴力には潜んでいますね。しかし、暴力によって身をもぎ離すことは困難です。比喩として言えば、殴るためには拳の届く範囲から遠くへはいけないから、むしろ制縛されるわけですね。離れたい自分と家族との関係、それゆえに離れられない自分と家族との関係で、そこがややこしい葛藤になっているのでしょうね。

――たとえば夫婦などはてきめんにそうだと思うのですが、密な関係であればあるほど関係がこじれたとき、自分こそが被害者であるという感情を双方が募らせますね。親に暴力を振るっている当人も、じつは自分こそ被害者であると感じていると滝川さんも書かれていました。そうすると、親に対するカウンセリングの比重も増すことになりますね。じつは子どもよりも、親のほうがクタクタになっているでしょうし、いろいろな意味でケアを必要とする、ということになりそうですが。

滝川　親は暴力を受けているわけですからもちろん被害者ですが、暴力を振るっている子どものほうも自分が被害者だと思っていますね。それこそ、あまったれるなと言いたいところかもしれませんけど、これには必然性があります。

親子関係、夫婦関係など二人関係は、こじれると双方ともに被害的になってしまうのが特徴ですね。なぜかと言えば、エロス的な二人関係の世界は、基本的に受身の構造を持っているからです。この世界は乳幼児期の母子関係（父子関係でもいいですが）から、つまり被養育体験として始まります。これは対等なパートナーシップではなく、非対称的な関係世界ですね。育てられる、世話をされる、という受動性に始まるわけです。ですから、二人関係の「こころ」の世界は受動性を核としています。この受動性が調和的に働けば、自分は愛されているとか、守られているとか、存在を是認されているとか、そういう「こころ」の体験になるわけですが、非調和的に働けば被害的な「こころ」の体験となって現れてくるわけですね。家庭内暴力も、そうした非調和的な現れのひとつでしょう。ちなみに児童虐待《チャイルドアビューズ》においても、傍目には加害者である親が、しばしば自身の体験のなかでは被害者的な感覚に深くとらえられていますね。

†受け留めることと立ちはだかること

——すると治療の方向と言いますかアドバイスとしては、関係を自立したものとなるよう、ということになりますか。子どもだけではなく、親のほうもですが。思い余って、親が手をかけてしまったという報道をときおり目にしますが、かなり大変なのではないかという感じなのですが。立ち直るときには、たとえばどんなことがきっかけとなるのですか。

滝川 えーと、個別的にはいろいろですし、そもそもこれがまさに「きっかけ」、といったドラマティックなものではないでしょうね。なんとなく立ち直ってゆくのです。いや、これではいい加減ですね（笑）。でもまあ、合理化を許されれば、雰囲気が少しアバウトに緩むことが立ち直りにとって大事な気がします。

——濃密さがちょっと薄くなるということでしょうか。それほど煮詰まっているのか。

男の子がいないので話半分で聞いていただいていいんですが、家庭内暴力であれば、本格化する前の対応が肝心なのではないですか。本格化する前に、父親として少しずつ子どもの前に立ちはだかるように心がけると言いますか、そのことを頭の隅においておくと思うんです。少しずつ暴力行為が目立ち始めるのか、いきなり、どかん、と激しいやつがやってくるのかわかりませんが、どうでしょう。むろんこちらから殴りかかったりするということではなく、暴力に訴えてきても、後には引かない、そんな構えを少しずつ作っていくことになると思うんです。本格化してしまったら、ちょっと難しいんでしょうけれどね。受容しろとか、全肯定しろとか言われますね。以前、家庭内暴力の相談を受けたカウンセラーがすべて受容するようにとアドバイスをし、自身もカウンセリングをやっていた父親がそのとおりに対応し、はてに殺してしまった例がありましたね。受容し、言いなりになってしまうと、かえって子どものほうは混乱を増して荒れてしまうのではないでしょうか。

滝川　事後的にならどんな意見も可能ですけど……。もし報道内容がそのまま事実だったと仮定すれば、そのカウンセラーのアドバイスは誤れるものだったと思います。親御さんへのアドバイスとしても誤謬ですし、心理療法における「受容」の意味もまったく取り違えておられます。責任は大きいですね。

すべてを受け入れ、いっさいを言うがままにするなんて、人間関係に不可能なわざでしょう。不可能なことをアドバイスしてはだめです。心理療法における「受容」とは、相手の感情や考えを、こちらの価値観や立場によって裁断せず、そのままに「理解」するということで、相手の要求や行動をそっくり「許容」することではありません。初歩的な誤りで、しかもそれを、カウンセリング室という時間も空間も限定された場ではなく、家庭の日常生活、生身の親子関係のなかに持ち込んだのですね。破綻は時間の問題だったでしょう。

子どもの側にしても、要求がすべてかなえられていったら、そもそもなにが自分のほんとうに求めるものか、真の必要かがわからなくなってゆきますし、達成感もないでしょうね。そこに苛立って、これでもかと要求をエスカレートさせるほかなくなるでしょうね。父親のほうはそれに必死に応えようと努めて、その悪循環の果ての悲劇だったのでしょう。佐藤さんの言われるように、いっぽうでどこか「立ちはだかる」という姿勢こそが大切だったに違いありません。

――ぼくは仕事上、激しいパニックを起こす子何人かと接してきました。ふだん、受容してやること、気持ちを汲んで受け止めてやることはもちろん大切です。とくに、滝川さんの言われる「二人関係」で躓いているかな、と感じられる子にはそれが一番だと言ってもいいです。けれども、いざパニックになってしまったときには、受容するだけではダメでしたね。落ちつくまで待つと言っても、やはり長引いてしまう。混乱し始めたときに、こちらが引いてしまうと、かえって激しくなってしまうわけです。そのときには立ちはだかる。理屈ではなく、とにかくこれ以上自分やだれかを傷つけたり、物を壊すのはいけないと伝える。そして少し収まったところで、なぜ怒っているのか、訊ねる。必ず原因があるので、どんなときにパニックになるのか、こちらは絶えずアンテナを張っていて、いろいろ推測するわけです。原因がつかめるようになれば、立ち直りも早くなる、そんな感じだったのです。

ただただ力で制圧すればよいというものではない、それもこじれます。けれども受容一辺倒では混乱を増すばかりだということは痛感したわけです。パニックのとき、まわりも大変ですが、それ以上に苦しいのは本人ですから、どうしたら早く立ち直ってもらえるか、そこは自分なりに必死でしたね。失敗を繰り返しながらで、打率は二割そこそこなんですが、ぼくのほうは（笑）。

事情が違いますし、一律には言えないでしょうが、家庭内暴力に関しては、そこから類推して、ある当たりのようなものを持っているわけです。家庭内暴力にはこうやって立ち向かえと言いたいのではなく、もしそんなふうに受け取られたとしたら、ぼくの言い方がちょっとまずかったのですが、そうではなく、自分だったらこんなふうにするかな、ということですね。

でも、家庭内暴力が、不幸にも本格化してしまった、父親のほうも、もう体力的にもどうすることもできない。そうなったら、どうなんでしょうね。

滝川　難しいことだと思います。難しいことで、お前ならやれたかと言えばわかりません。わかりませんが、あの事件についてあえて事後的・第三者的に申し上げれば、父親は息子さんが眠っているところを殺してしまいましたね。殺そうとまで覚悟されたのでしたなら、起きているときに、寝ているときならたたき起こしてでも、そこで真剣にやりあおうとされていたならと思うのです。それができたなら、可能性としては別の展開もありえたのではないでしょうか。無理な注文は承知です。それができたくらいなら……。しかし、それができていたなら……。

——ああ、そうなんですか。そうか……うーん。ツライ話ですね。家庭内暴力の子どもを親が思いあまって殺すのは、ほとんどが眠っているときですよね。

†男に引きこもりが多いわけ

——次は引きこもりについてですが、あれは男女比はどうですか。ぼくは男の子のほうが多いような感じがあるのです。引きこもることによって、妄想というある観念への退行を示しているのではないか。これはやはり男の子に固有のものだろう、というのが先ほどからのぼくの仮説なわけですが。いずれにしても、基本的には、あれは男のやるものだなという感じですね。

滝川　統計をとれば男の子がずっと多いでしょうね。女性は、家の中がすでに現実的な生活空間になっている度合いが高いですね。つまり、女性が家事などをして家にいても、引きこもりとはあまり見なされないけれど、男が同じことをやっていたら、どうですか。

——ええ、あそこのお父さんは、どうしたんだ、仕事もしないで、ということになりますね（笑）。

滝川　そんな事情がひとつあるのかもしれませんね。摂食障害の話で申し上げましたように、思春期以降の男子は身体として家庭内には収まりが悪いのですね。それが外へ回路を失って、やむなく家庭内にあれば、「引きこもり」という一種の病理型をとらざるをえないケースが多くなるのでしょう。

——なるほど。もうひとつこんな説はどうですか。引きこもりが始まるには、なんらかのきっかけがあるはずですね。それは挫折体験であったり、傷ついたり失敗したり、そういう体験だと思うんですね。不登校との関連も言われていますが、いずれ不登校のきっかけにしても、挫折や失敗の体験だと思うのです。まあ一概には言えないでしょうが。それで挫折の引き受け方、解消のし方が、どうも男と女とでは根本的に違っているのではないか。その端的な例が恋愛、つまり失恋のあとだと思うんですよ。女性の場合は次の相手を見つけることでそれを乗り越えて行くけれども、男の場合はどうもいつまでも引きずってしまう。

滝川　グズグズしているわけですね（笑）。

——はい。部屋に引きこもって、いつまでもグズグズとしている（笑）。江國香織と辻仁成の『冷静と情熱のあいだ』という同じタイトルの小説があるんです。最初から仕組まれたもので、それぞれ男女の視点から書いているのですが、その二人は以前付き合っていて別れた、そういう設定なのです。別れたところからそれぞれのストーリーを始め、最後は再会するというのがプロットですが、まさに男はグズグズし続け、女は次なる恋愛へ踏み出している。むろん女もその男のことは忘れてはいないわけですが、こうも如実に違うものかと思いましたね。

滝川　なにごとにつけても女性のほうが積極的な気がするんですが、これは男のひがみでしょうか（笑）。引きこもりに男性が多いのも、そのへんのなにかが関係するのかもしれません。社会への出方と言いますか、社会へのスタンスの問題ですね。いまは女性のほうが社会に出ることに対して積極的・能動的ですよね。男は、これまでずうっと社会へ出ることが当たり前でした。当然そうあるべきものと思われてきましたし、そうやってきたわけですね。逆に、いまはもはやそこに積極的・能動的な意味が見出せなくなってきたと言いますか、もう疲れたよ、というところはないですか（笑）。なかば強いられた当為としか感じられないみたいな……。

――あります（笑）。

滝川　ですから青年男子はちょっと躓くと、社会から降りてしまう、引っ込んじゃう、というかたちになりやすいのじゃないかしら。女性のほうは社会に出ることを長く阻まれていましたから、女性にとっては社会に出ることは掛け値なしに前向きなわけです。ですから、傷ついたときにも、社会からリタイアするというかたちでの解決はとらない。そこで引きこもりも少ないのでしょうか。

――そんな感じがぼくもする……。それで引きこもりと家庭内暴力がセットになっている例は、割合からすればどの程度ですか。引きこもっている子、すべてが暴力を振るうわけではないですね。

滝川　わたし自身は調べていません。斎藤環さんによれば（『社会的ひきこもり』ＰＨＰ新書）、半数に「家庭内暴力」が見られたとありますね。ただ、一時的なものや軽いものも入っていて、継続的で激しい暴力がセットになっているケースがどのくらいの割合かは、もうひとつわかりません。

――一概に結びつくとは言えないわけですね。

†父親は〈男〉のモデルになりうるか

――いま男の子にとって、〈男〉になりにくい、そんな時代なのではないですか。一九九九年の十二月京都で起きた小2殺害事件、「人を殺してみたかった」といった豊川の事件、バスジャック事件、金属バットで部員や母親を殺し、秋田まで逃亡した事件、二〇〇〇年八月十三日に起きた大分での一家六人を死傷した事件……ああした殺人事件を見ていると、なんかそんな感じがして仕方がないんですよ。

女の子たちはコギャルになったりガングロになったり、援助交際をしたりして（滝川さんもすでにご存じだとは思うのですが、必ずしもいまは援助交際＝セックス、つまり売春なのではなく、セックスまで行かない付き合いでどうやって金を巻き上げるか、そちらが増えていると言いますね）、そうやって現代のこの社会を抜けぬけと生きている、というと言葉は悪いですかね。したたかにと言ってもいいですし、あざとくと言ってもいいですが、バカだなんだと言われながらも、しぶとく明るく適応しているじゃないですか。ところが一方の男の子たちは、とても苦しそうな感じがあるのですが。

滝川　そうですねえ、〈男〉であるとか、〈男〉になるということがキツイ世の中ですよね。そのキツさはどこからくるのでしょう。昔は生きていた「社会へ出てバリバリ仕事をする、それが男だ」という男性像が、もう成り立たなくなったのでしょうね。高度成長の時代には、そうした男性像がそれなりにしっかりしたリアリティのある像を結んでいましたよね。そのリアリティがなくなってしまったんですね。かくあればよいという男性の社会人像（成人像）がこわれています。こわれたというか、ここでも輪郭のしっかりした「典型」が失われてきているのですね。

社会がここまで豊かになれば、生産労働とか社会建設にがんばるというような行為はさして価値がなくなってしまったからでしょうね。いや、ほんとうは価値があるのですけれど（だれもそれをしなくなったら、と考えればあきらかですね）、個々人がそれを自分の生きる価値や拠りどころとすることが難しくなったのでしょう。社会で働くといっても、その労働のめざすところは「社会」というよりは「自己」（自己実現）というふうになってきています。男の子たちにとって、やがてなるべき社会人のイメージがよき典型としての像を結ばず、かといって個人の自己実現なんて、耳には心地よくてもじつのところは甘くはないし、実現のかたちもはっきりしませんね。そんなところで行き悩んでいるのじゃないでしょうか。

――昔は、父親が働いている姿を一度は見せておくよう言われていましたね。

滝川　ありましたね。

――どうですか、いまの子はそんなものを見たって、ご苦労さん、だから？　っていう感じでしょう。

滝川　そうでしょうねえ（笑）。

――一所懸命働いたとしても、家のことや子どものことをまったく見てくれないとか、なにをそんなにしゃかりきになって働いているんだと言われるのがせきのやまですね。それなら家にいればいたで、粗大ごみだとかウザッタイとか言われますね（笑）。つまりいまの男の子にとって、父親というものが、よきモデルとしては成り立ちにくい、それは歴然としているのではないですか。

滝川　よきモデルとして取り入れるにせよ、反抗してアンチテーゼとするにせよ、父親から自分の将来像を形成するというのは、難しくなっているでしょう。ふふふ、なにやら父親のグチめいてきましたね。

――二十年くらい働いて、五十歳近くなったら男が家に入る、家事一切を引きうける、というのはどうですか（笑）。妻は仕事に行く。男のほうは子どもたちの弁当を作り、妻と子どもたちを送り出す。そして掃除、洗濯をして、余った時間を自分の趣味、その他実益のために使う。むろん生活が困窮すれば困るわけですから論外ですが、退職金を小出しにして、生活費に充てていく。料理に関しても腕を上げておくことは必要でしょうし、趣味実益も、パチンコ競馬では奥さんに怒られるでしょうから、料理教室に通うとか（笑）。でも、面白いライフスタイルだと思うんだけどな。妻や子どもたちの間での会話も、必要性を大きくするでしょうし。

滝川　いまひそかに考えているわけですね（笑）。

――家庭の真っ只中にいて、なおかつ自分の好きな人生を過ごす父親。……ダメですかね。

滝川　いいかも知れませんね。ぜひチャレンジを（笑）。

――ええ、じつはいま着々と、なんて（笑）。思春期の話から、中年男の後半生の話になっていますね。惜しいのですが、戻しましょう（笑）。男の子の大変さ、ということでしたが……

†引きこもりは日本の映し鏡？

滝川　男性像のモデルも見えないし、人生とはだいたいこう生きてゆくものだという道標も見えなくなっているのでしょうね。その意味で、現代の思春期って、新しい固有の大変さがありますよね。生活の困窮とか社会矛盾の厚い壁とか、かつての青少年がしばしばぶつかってきた障壁はなく、けっこう豊かな生活も与えられ、さしあたり大きな困難や苦悩はないのだけれども、でも先を考えると見通しがきかない。道も見えない。そこに輪郭のはっきりしない、つかみどころのない、しかし、なんとも言えない苦しさや閉塞感が漂っているのでしょうね。引きこもりの人が端的にそうですね。引きこもりとは、そうしていてもとりあえずいまは困らないから可能なわけですよ。餓死するわけでもなし。でも、先考えるとまったく見通しがつかなく、不安で不安定な状態にありますね。かといって、ではどうするかという方途や道筋が見出せません。そこで、結局、引きこもっているわけですね。その意味では、現代の青少年の出会っている漠たる苦しみや閉塞感を象徴するものと言えるかもしれません。

考えてみますと、これってなにやら現代日本そのものみたいですね。不況だとか言いながらも、とりあえずいまは大きく困ってはいない、それなりになんとかなっている、でも将来となるとまったく見えない、先を考えるとひどく不安だけれども、ではどう脱却するかという方途は見出せず、ずるずるとした現状維持と先送りを続けている。なんだか「引きこもり」的ではないですか（笑）。いまの社会で実際に引きこもりが増えているのかどうかわかりませんが、人々の関心を呼んだのは、そういう日本人全体が抱えている不安にどこかダブるためではないかしら。そのため、わがことのように不安をあおられるのではないかと、これは皮肉にすぎた見方でしょうか。

――なるほど、面白い解釈ですね。日本の鏡としての引きこもり、ですね。ぼくは違う意味で、引きこもりがとても気になるのですね。親としてどう立ち向かえばよいのか、ちょっと当たりがつかめないところがあるんですよ。どうすればいいのかな、自分で立ち直ってくるまで待つしかないのかな、という感じなのですが、その辺いかがですか。

滝川　親として、ということですね。子どもの年齢とか、引きこもりの背景に潜む病理によっていろいろでしょうけれど、親としては、引きこもっていようが、例の「家族」は辞めないという姿勢で待つということでしょうか。それと、さっき申し上げた現代の子どもゆえの固有の苦しさや閉塞感が、引きこもりの奥に潜むことへ理解を届かせることでしょうね。

――うん、そうですね。腹を決めて見守る、というか……。ぼくは大学のある夏休みのとき、一ヶ月ほどこもっていたことがあったんですよ。あれは引きこもりとは言わないでしょうが、夜中起きていて、朝になって寝て、人に会うのは起きて晩御飯を食べに外に出たときだけ、という生活をしたことがありましたね。ちょっとまとまって本でも読もうということと、人に会う気分になれなかったことが最初のきっかけだったのですけれどね。でもだんだんハマってくると本も読めなくなって、何を考えていたか詳しいことは忘れてしまいましたけれど、頭の中は益体《やくたい》もない妄想でいっぱいにしていましたね。一ヶ月とはいえ、なかなか圧倒的で、忘れ難い体験ですね。

滝川　意図的になさったのですか。

——いえ、なんとなく始め、そのうちズルズルという感じでした。

滝川　最初から一ヶ月と決めていたんですか。

——そういうわけではないですね。それくらいが限度だったのか、夏休みが終わって一週間くらいたってから、そろそろ学校でも行かなきゃな、という感じで学校へ行ったんですけれどね（笑）。

滝川　たやすく抜け出せましたか。

——そうですね。行けば、酒飲み仲間が待ち構えていますしね。いままで何やってたんだ、アパートで死んでるんじゃないかっていう噂だったぞ、とか言われて、すぐにもとの自堕落な生活に戻りましたけれどね（笑）。もともと、外に出たいけれど出られないという深刻な状況から始めたわけではなかったので。ただ、一ヶ月で頭の中があんなになってしまうわけです。

半年でもすごいと思いますし、三年とか五年とかこもり続けるというのは、ぼくには想像を絶していますね。しかも家族とも口をきかない、顔さえ合わせない。食事を部屋の外においてもらい、食べるとまた外に出しておくとか、そういう例もあるといいます。凄まじい生活だなと言う以外、ちょっと言葉がないですね。

滝川　凄まじいのもありますけど、引きこもりといっても、一般には、人との関係はなんらかのかたちで持っているものが多いでしょうね。願うらくは、その関係が少しでも豊かなものであることでしょう。

――いまコミュニケーションツールがいろいろありますね。とくにインターネットの掲示板とかメールですとか、あれは絶対に引きこもりに一役かってますね。たとえば引きこもっている子が、電話をするというのは考えにくいですね。電話で話ができるくらいであれば、人に会いに出ていきますよね。メールをだれかに送ってみるというのはありえそうですし、不特定の相手に向かって、匿名で発信するというのは、おおいに考えられますね。インターネットやメールというのは、閉じこもりのコミュニケーションツールだとぼくは思いますね。

滝川　パソコンでなんらかのかたちで社会とつながりが持てたほうがいいという側面と、逆にそれゆえにますます引きこもって生身の人との接触を失ってしまうという側面がありそうですね。

――はい、間違いなく両面ありますね。うまく使えるひとはいいんでしょうけれど、バスジャックの少年は、典型的な失敗例のような気がします。ネット依存症とかネット中毒のような患者さんはいないんですか。

滝川　ぼくは診たことがないですね。ああ、そもそもそういうひとは診察室にこないか。——これから出てくるんじゃないでしょうか。匿名であることによって妄想性は大きくなり、自己拡張感は肥大化する一方でしょうが、それを相対化する契機がないわけですから、現実の自分とのギャップは大きくなるばかりだと思います。それが埋められなくなる人間は、きっと出てくる。

滝川　村上龍の『共生虫』（講談社）には、そんな人物像が描かれていましたね。インターバイオを名乗っていた連中がそうでしょう。そのギャップに、ものすごい空虚感が詰まっているといった印象を受けました。

【終章】

「こころ」はどこで壊れるか

†現代社会に特有のキツさ

――最後に「こころ」とはなにか、どこで壊れるのかという問いに向けてまとめていけたらと思います。まず自分のことを考えすぎるというのは、「こころ」にとってあまりいい状態ではない、あるいは「こころ」の健康を損なってしまう、そんなふうには言えませんか。

滝川　そう思います。自分がほんとうにこころ安らかでいるときには、あまり「自分」ってものを意識しないでしょう。それが健康な状態ですね。「こころ」のなかで「自分」という観念があまり膨らみすぎないほうがよいでしょうね。ついでに「こころ」というものへの関心にも、そんなところがあるでしょう。こころ安らかなときは、そんなに「こころ」って意識しないですよね。エディプス・コンプレックスの話で、かけがえのない一人の自分と大勢のなかの一人の自分との二重性に触れましたね。この二重性を得て、子どもは大人になります。ここで佐藤さんがおっしゃる「自分」とは前者のほうですね。そちらに傾斜しすぎるのは危ないんだ、と。大勢のなかの一人であることが平凡でつまらなく思えてしまったりとか。

でも、たしかにわたしたちの現代社会は、ややもすれば「自分」ということを意識させるところがありますね。あまり、こころ安らかでない社会なのかもしれません。高度消費社会は個人がターゲットですから、時代のモードとして、ことさら「自分」とか「自己」を強調するところもあるのでしょうね。「自分らしさ」とか、ね。

大勢のなかの一人としての自分が、昔はずっと自然に身体に入ることができていたのは、大勢のなかでは、つまり社会的関係のなかでは、わたしたちは「自分」というよりも「役割」として生きられていたからでしょうね。「サラリーマン」とか「教師」とか「学生」とか「主婦」とか……。いまもほんとうはそうだろうと思います。ただ、たとえば以前は「学生は学生らしく」と言えば、よき規範としてだれもが承認していましたよね。いまは「学生らしく」なんて訓示すると、型にはめることだ、学生一般などというものはない、あるのは個人だ、といった批判が出てきませんか。

――はい、はい。小学生に向かって「子どもは子どもらしく」なんて下手に言うと、「子どもらしいってどういうことだよ、だれが決めたんだよ」なんて突っ込まれたりして（笑）。

滝川　社会的な関係のなかでも「自分」の占める度合いが高くなっていますね。社会的労働とは文字どおり「役割」を果たすことですが、それよりも「自己実現」を果たすことが前景に出てきたり……。もちろん実社会の労働は、たやすく自己実現させてくれるようなものではなく、自己実現はトレンディな「物語」にすぎないのかもしれませんけれど。でも、そういう意識は強まっていますね。「自己実現」って、なにかあやうい言葉ですよね。

――はい。「自己実現」への願望は、ややもすればむしろ自己を抑圧しますね。個性という言葉もあやしくないですか。「個性の尊重」などという言葉がとびかっていると、ちょっと待ってくれよと言いたくなりますね。

滝川　ポジティヴな価値として、なんの疑いもなくとびかってますね。

——個性というのは、はじめから与えられたものというより、ある環境のなかで自分を鍛えながら作り上げていくものではないですか。たとえば教師であるぼくのことで言えば、なりたてのときに教師としての個性が備わっているわけではなく、人から学んだり失敗したり試行錯誤しながら、少しずついろいろなことを身につけていき、五年十年たって、やっと教師としてのカラーのようなものができあがっていく。そのようなものではないでしょうか。精神科のお医者さんでも同じではないですか。はじめから個性的なお医者さんというものがあったとしたら、危なくってしようがないですよね。やはりそこでも、かけがえのない自分と、大勢のなかの一人である自分が、バランスよく身についている必要があると思うのです。

滝川　個性とは、なかなか厄介でもてあますものでしょう。いわばクセのようなものですね、あのひとはクセが強いというようなときの。「あの人は個性的だ」とは、クセがある、変わり者であるの婉曲表現（笑）でしょう。

——そういう面もある（笑）。

滝川　厄介なものだよ、と教えてくれるのが、すでにお話ししました人格障害概念ですね。他者とはもちろん、ときとして自分自身がうまく折り合いきれないものが個性というものですね。佐藤さんが言われるよい意味での個性、そのひとの「カラー」みたいなものは、経験のなかで自分のクセを矯めて矯めていって、その末にできあがってくるものでしょう。

安易に個性尊重がうたわれるのは、個性は成績やお金の有無のように序列をつけなくてもよいからでしょうね。昔は学業で成績の序列を上り詰めてゆく努力は、立派な努力とされました。教育の目標でありえたわけですね。いまはそうやって序列化してゆくのは好ましくないとされるでしょう。成績を上げるとは、少なくとも建前としては、教育目標に立てにくくなりましたね。いかがですか、学校の先生として。

——ぼくらの場合には、成績をアップさせること、つまり結果としていい高校や大学に入れるということではないですね。その意味で目標の頂点にあるものを比べるとすれば、就労ということになるんでしょうか。就労に必要な技能や態度を身につける、そんな言い方をします。目標が就労一点張りだと、ぼくなどは違和感が強くありますが、逆にあまりにも横並びの平等を主張されても、やはりちょっと待て、と感じますね。あまりにも露骨な序列化を避けようとする雰囲気はたしかにありますね。事情が少し違っているかもしれませんが。

滝川　勉強ができない子はどうするのだ、と言われますね。

——はい。ですから前置きをつけますね、「一人ひとりに応じた」というような。

滝川　でも、個性を育てましょうと言えば、だれも反対しないでしょう。

——そうですね。ぼくみたいなひねくれ者が、さっきのような注文をつけるくらいでしょうね。

滝川　どうして「個性」にこだわるようになったのか、もうひとつ考えてみますと、昔はまず

「平凡」になれることが、切実な夢だった点があげられるかもしれないですね。なんとか「人並み」になりたいとか、「人並み」に暮らせたらとか。「人並みの暮らし」、それが久しく庶民の切実な願望でした。

いまのわたしたちの社会では、それが達成されてしまっていますね。「人並み」はもはや当然のことになっていますから、「人並み」には自足できませんね。でも、ゴールだった「人並み」が今度はスタートラインとなって、そこからさらになにかを求めねばなりませんから、そこがいまを生きる大変さになっているのではないでしょうか。そこでは「個性」的に生きるということが、ひとつの生の了解の仕方、生き方の落としどころになるのでしょう。ただ、個性的であるとは、そうよいことばかりではないのが難しさでしょうね。

わたしたちの世代くらいまでは「人並み」ではなかった時代を知っていますから、よくぞここまでという、それなりの達成感も持って生きていられます。物ばかり豊かになってとか、一応文句は言ってみるものの、満足の思いもないではありませんね。しかし、すでにこの社会を自明の前提に生まれ育った世代には、すでに当たり前のものに過ぎないうえ、格別の達成感もないし、この社会にさらになにかを積み上げてゆくのは大変だろうという気がします。うっすらとした手詰まり感のなかで、関心がもっぱら「自分」に向けられるほかなく、それがときに過剰なものになるのも時代の必然性があることでしょうね。また、みんなが手にしている「人並み」から「自分」だけ落ちこぼれることへの不安も、豊かな社会の底にたゆたっているように見えます。

†「こころ」のための処方箋？

――滝川さん、少なくはない親が、子どもをどう育てればいいんだと感じているだろうと思うんです。東京新聞に「きずなの風景」というタイトルのコラムがあるのですね。そのある回で「キレない子供をつくるために」ということで十の項目をあげている記事を見つけたのですね（二〇〇〇年八月十三日、二十七日朝刊）。コメントも付けられているのですが、取りあえず項目だけ引いてみます。

《①よくしかる。よく褒める。②外で遊ばせ、けんかをさせること。③テレビやテレビゲームを制限し、本を読ませること。④あいさつをしっかり。⑤夜更かしをさせない。⑥子供部屋をつくらないこと。⑦食事には十分注意すること。⑧お年玉は現金を渡さないこと。⑨親子で物語を共有すること。⑩何より夫婦仲がいいこと。》

どうですか（笑）。どのあたりに年齢を設定しているのか、幼児期なのか学童期なのか、ちょっとはっきりしないところがあるのですが、これを書いている方は、じつは精神科医なのです。ただ、なんという紋切型か、と批判したくてあげたのではないのですね。まず当たり前と言いますか、キレるキレないにかかわらず、ひと昔前であれば、ことさら言われなくても当然と考えられていたことがほとんどですね。

まったくそのとおりなんですよ。けれども、翻って考えてみるに、とても困難である。少なくとも自分のことで言えば、②③④⑤⑥⑧⑩の七つの項目が失格です（笑）。⑨だって怪しい。子どもを育てていくうえで、当たり前のようなことが、とても難しくなっているということを、改めて感じたというのが、一つ目です。

それから二つ目は、これを批判したとしますね。紋切型であり、しかも実現不可能な項目が多い、つまり画に描いた餅ではないかと。まさに言うは易し、行うは難しの好例である、と。ところが、じゃあこれに代わるものをぼくに出してみろ、とそう言われたならば、出せないわけです。

そこで一所懸命考えてみたわけですが、恥を忍んであえて言えば、①と⑦は、なんとしても死守したい（笑）。それから、なにかをしなさい、してはいけない、というときに、できるだけわかるようにその理由を説明する。疑問があったら答える。つまり一方的な押しつけはできるだけ控えること。むろん場合によっては一方的にいきますよ。できるだけ、ということですね。それくらいですね、できるとしても。むろん年齢を経るにつれて、親の言い分がとおることのほうが少なくなっていくわけですが。あとは、オタオタと見ているだけですね。いかがですか、滝川さん。なにかコメントを（笑）。

滝川　「キレない子供をつくるために」といったようなことにあんまり一所懸命にならないことでしょうね、まず大切なのは。そんなことのために子育てをしているのではないでしょう。

なにであれ「こういう子をつくるために」なんて育てられたら子どもも迷惑だし、そもそも、そうしたらそのような子どもが作れるなんて考えるのは傲慢なことですね。そんなふうだから子どももキレちゃうのでは（笑）。

いいえ、その記事を実際に読めばもっとニュアンスに富んだ内容かもしれませんし、そういう提言をしたくなる気持ちもわからなくはありません。可能不可能はともかく、別に試みて悪いことではないし、むしろよいことでしょう。でも、目的が誤っている。そんな目的と姿勢であるのでは、たぶん、裏目でしょうねえ。たとえば⑩も、それはすばらしいことですけど、夫婦仲がよいのは互いに好きだからおのずとそうあるのであって、キレない子どもを作るために仲よくではいずれ「仮面夫婦」が関の山ではないでしょうか。

——子どもが思春期というと、結婚して十五年くらいですね。十五年も一緒に暮らして、仲良く、というのは至難の業でしょう（笑）。子どもが思春期に入ったので、さあきょうから仲良くしましょう、というわけにもいきませんしね。むしろ遠慮しないで激烈に戦ったほうがいい……。いや、それも子どもには辛いですね（苦笑）。

滝川　代わるものを出せと言われたら、そうですねえ、思いつくままに——。

①子どもとは親の思いどおりに育たなくて当然。②こうすべしという子育ての正しい処方箋はない。処方のとおりに育てたら、そう育つ保証はないのだから。③子どもが大事件を起こすたびに親を俎上にあげる風潮は、子どもは親次第という非現実的な前提に立っており、そんな言

説に脅かされることはない。④失敗だった、間違えたという子育ても一定頻度あることは確か。しかし、この世に、ある割合で失敗が起きないような事柄がどこにあろうか。ある確率で失敗が起きることを前提とし、それをカバーできる社会を構想することが現実的。⑤青少年の凶悪犯罪や自殺を失敗の指標とすれば、七〇年以降いずれも激減しているし、わが国の凶悪少年犯罪の発生率は世界指折りの低さにある。この失敗率の低さをわたしたちはひそかな誇りと自信としてよい。親たちはよくやっている。この事実に触れず、いたずらに養育不安を煽る言説はやめよう。⑥ただ、失敗率が大きく下がったぶん、自分が失敗したときの痛手は大きい。失敗へのおそれも肥大した。失敗へのまなざしが厳しくなっているからである。これが現在の親たちがぶつかっている不安の本質だろう。率は減っても、子育てに失敗はきっと起きる。起きた失敗は非難や責任追及の対象とするよりも、さりげない援助やいたわりの対象としたほうがよい。⑦子どもたちの行動様式やモラルの変容は、社会全体の、つまり大人たちの行動様式やモラルの変容の問題、さらに掘り下げればわが国の社会的・経済的な構造変化の問題が根底にある。それを子育てや教育の問題にすりかえて、本質から目をそらすのはもうやめよう。

とりあえず、こんなところでしょうか。あまり親への指針にはなっていませんね(笑)。親に向かって申し上げるべきことはさしてないのです。わが国の家庭の養育水準は一般に非常に高いと思います。処方箋をつきつけたい相手はほかにいますね。

もっとも、一般に家庭の養育水準が非常に向上したために、子育てへの、つまり親のなすべきことへの社会的な要求水準も上がってしまったという副作用は考えられますね。これがいまの子育てに特有のきつさや不安を強いているかもしれません。そこに生じる病理もあるでしょうし。昔の貧しかった時代の子育ても大変だったですけれど、豊かな時代には豊かな時代なりの大変さがあるのですよね。

†「こころ」はどこで壊れるか

――いまのお話のなかに、「こころ」がどこで壊れるか、という問いへの答えと言いますか、ヒントらしきものがあったような気がしますね。親のほうが、マスコミに流される言説に過敏になってしまうこと。そして不安を必要以上に抱え込んでしまうこと。結果、マニュアルを求め、そこから外れることの不安でさらに悪循環となる……。親が不安を募らせれば、子どもの「こころ」だって無事ではいられない。一言で、情報化社会ゆえの大変さが「こころ」を壊れやすいものにしている、と強引に結びましょうか（笑）。でも、それも紋切型ですね。

滝川　壊れやすいというか、きつくなっているという実感が強いですね。それも微妙なきつさで、そのきつさゆえの壊れということになるでしょうか。

いまの少年事件も、そういう現代的な特徴を持っていると言えば言えますね。昔と「こころ」の壊れ方が少し違う。壊れる場所、壊すものも違ってきているでしょうね。ハードな生活困窮とか、ハードな親の理不尽とか、ハードな社会矛盾とか、昔は主にそういうものが「こころ」

を壊していたわけですね。少年が攻撃や破壊しようとする対象も、そういうものだったと思います。過去の犯罪例の一部をお示ししましたが、激しくて荒々しい少年犯罪が、昔はずっと高頻度に起きていました。

いまでもそういうケースがないわけではありませんが、大きく減りましたね。いまの子どもたちが出会っている困難さは、極端な言い方をすれば、人類社会が初めて経験する困難さかもしれません。近代社会がある面で高度に煮つまってきて、豊かな日常生活、濃やかな養育、デリケートな個人意識といったものが、ごく一般のものになった社会に現れた困難さで、それを今回の対話のなかで佐藤さんといろいろな言い方でつかまえようとしてきましたよね。佐藤さん、どうなのでしょうね。この困難さはほんとうに深刻きわまりない困難と見るべきか、それとも、たんにまったく新たな経験のために、いまのところ対処にとまどっているだけと見るべきなのでしょうか。

――うーん、新たな経験へのとまどい、なんではないでしょうか。とまどいと不安……

滝川　子どもたちの新しい失調の仕方は、大きな圧力によってガシャンと壊れてゆくというより、もっとデリケートな壊れ方ですね。微妙な圧によって少しずつくるいが生じて、というような感じ。古典的なハードな困難ではなくて、真綿がからむような漠たる閉塞感や不全感、繊細になったぶん傷つきやすくなった個人意識――そうした現代固有のきつさが負荷となって、現代的なさまざまな失調のかたちを生み出すのでしょうね。

――子どもの問題に加え、最近では親自体のほうも景気の低迷、リストラ、年金制度の破綻などによる老後の生活への不安等々、マスコミによって次々に煽られていますからね。不安にならないほうがおかしいとも言える。こうした時代に、どうしたらうまく自分の「こころ」と付き合っていくことができるか、精神科医という立場から、なにかヒントがあれば。……そういうことを考えないで生きるのが本当は一番なんでしょうが（笑）。

滝川　そうですね、精神科医なんぞにそういうことを訊ねること自体が問題ですね（笑）。

わたしは「人並み」になることが大変だった時代を多少知っていますから、いまの時代はもちろん問題も山積しているとは言え、まあ捨てたものでもないよ、と感じる部分がやはりあるのですね。世も末だみたいな時代への呪詛にはくみしません。終末論はろくなものを生み出さないでしょう。この視点は捨てないほうがいいような気がするんですが、どうでしょう。

――家族はもうダメだとか子どもが壊れたとか、日本という国はまもなくガタガタになるとか、そのテの言説は眉に唾をつけて聞いたほうがいい、ということですね。極端なことがない限り、とりあえずは飢えるということはまずない。地道に働いていれば、そこそこの暮らしはできると。欲は持てばキリがないだけですしね。

滝川　なにごとも万事よし、とはいきません。いつの時代、どんな社会にも、それなりに耐えねばならない「こころ」の負荷が必ずあります。なにが負荷かが異なるだけでね。

切実な願望や目標だった「人並み」がもはや当たり前になった社会。そうした社会の持つ固有のきつさ、この先、どこを目指せるか、なにをほんとうに求めたらよいかが見えないきつさみたいなものが、現在はひしひしとあるのでしょうね。でも、それに耐えて生きることが、それ自体が値打ちではないでしょうか。生きるとは、なにかに耐えるという部分がありますね。それがまったくない人生は考えられませんし、案外、つまらないかもしれない。ま、平凡な結論ですが――。

ある世代までは貧乏に耐えつつ、それになにかを積み上げてきたわけですから、いまは実現してしまった豊かさに耐えぬく時代だと言ったら言い過ぎでしょうか（耐えなくても、なに、そのうち貧乏に戻るよという意見もありますが）。そこに、なにを積み上げてゆくのか、掘り下げてゆくのかは、まだ不分明のままですけれど、いずれ、あまり「こころ、こころ」と言わないほうがいいみたいですね（笑）。なんだかそんな気がします。

――うーん、やっぱりそれが結論ですかね（笑）。「こころ、こころ」と言っているから壊れやすくなるんだと。でも、こんどは「こころ、こころ」と言わないためにはどうするんですか、それがわからなくて不安で不安で、なんて相談する患者さんが現れたりするかもしれませんよ（笑）。関心がどうしても自分に向かってしまうのは、どうも「こころ」本来の特性のようですし、自分に向かわざるをえないようさらに時代が仕向けてくる。不自由さ、厄介さが二重三重になっているわけですね。

あとがき

編集部の小川哲生さんから「次は、精神科医の滝川一廣さんをなんとか口説き落としてもらえないか」という申し出があったのは、前回の小浜逸郎さんとの『中年男に恋はできるか』を作り終えた直後のことだった。わたしのほうに異論などあろうはずはなかったが、滝川さんが、本を書くことに積極的でないことをわたしは知っていた。しかし迷っているわけにはいかなかった。

ある集まりの後の酒席で、酔いの勢いに任せて「滝川さん、じつはいまこういう話があるのですが、ぜひやらせていただけませんか」と切り出してみた。すでにホロ酔いかげんになっておられた滝川さんの口から出たのは次の言葉だった。「ぼくの本なんか作ったって、売れませんよ。小川さんにご迷惑をおかけするだけですよ」。やはり無理か、と思っていたら「でも売れる心配はないから、患者さんには迷惑をおかけしないですね。佐藤さんの申し出だから、やりましょうか」という言葉が続いて出た。

やったーと思っているわたしに、酔っていたはずの滝川さんはあくまでも冷静に「それで、どんな本にされるおつもりなんですか」と追い討ちをかけてこられる。わたしは回らぬ頭であわてて考えた。小川さんは当初、児童文学を素材とした「子ども論」を思い描いておられたようだったが、わたしが依頼を受けたとき、即座に思い浮かべたテーマはまったく異なっていた。むろん滝川さんの児童文学に対する造詣の深さはわたしも知っていたし、関心のないテーマではなかった。しかし精神医療の実態や精神科医という存在について、日頃の疑問をぶつけること。そのことで、本文の冒頭に述べたとおり、滝川さんの臨床医としての凄みやふところの深さを存分に発揮していただくこと。そのような旨を、酔いの回った頭で述べたことと思う。本書におけるわたしのもくろみは、そこに尽きる。

人は時に、我が「こころ」が我が身を離れ、翻弄し、すべての自明性を失わせる圧倒的な経験にさらされることがある。「こころ」とはなにか。なぜこのように苦しみ以外ではない事態に「こころ」が置かれることになるのか。フロイトやユングは言うに及ばず、精神病理学の古典的泰斗たちの著作は難解ながらもわたしを惹きつけてやまなかったのだが、むろんそこに簡便な答えが用意されているわけではない。筋金入りの臨床医として、その問いに滝川さんならばどのように答えられるのか。それがこの本を貫いているモチーフのひとつである。

そして現今の、とくに少年犯罪の際にテレビでお目にかかる精神科医やそのスジの方々の発言は、失礼ながら疑問に思えるものばかりだった。精神医療への不信を募らせる発言を、なぜことさらにするのか。そのようなことを感じていたのは、わたしだけだったろうか。具体的な事例についてはすでに「発言」として収録してあるので、ここでは繰り返さない。むろんそうしたシロウトの物言いが、なにほどのものであるかということはわたしも知らないわけではない。いかにわたしがタレント精神科医呼ばわりしようとも、相手はれっきとしたプロである。しかし分類マニュアルに基づいた「障害名」が、権威を装って濫用される事態に対しては、黙って見過ごしておくわけにはいかなかった。それはプロだとかシロウトだとかいう以前の問題である。

したがって、世に言うインタヴューアーとしては、いささか出すぎた発言をわたしは繰り返している。しかし、匿名性や記号性に隠れたインタヴューアーとして振舞うつもりは毛頭なかった。迫力ある滝川さんの発言を受けながらも、わたしは過分を承知で、あくまでも生身をさらした「対話」を挑むつもりで臨んでいた（わたしの発言部分の記名が「佐藤」ではなく「——」となっているのは、また別の事情である）。いずれにしても、わたしがしつこいほど繰り返したタレント精神科医への批判に対して、滝川さんがここまで過激な発言をもって応えられたことはわたしの予測をはるかに越えていた。

本書を読まれた方はすでに気づかれたことと思うが、滝川さんは温厚、柔和ながらも、きわめて冷静なリアリストである。しかし闇雲に「現実」に追随し、迎合し、妥協をよしとする意味での現実主義者なのではない。ある事態に対してなにが本質であり、その本質に則ってどのように考えることがよりよい生を送ることなのか、という姿勢の徹底性においてリアリストである。そして滝川さん独特の語り口によって、聞き手は不思議な納得のなかに、いつのまにか置かれることになる。まさに実践者の本領であるだろう。できるだけボロを包んだつもりではあるが、足が地から離れがちなわたしの発言が、さりげなく滝川さんによってたしなめられている個所が、それでもいくつかは散見されるはずである。迫力と慎ましさが、柔和さと冷徹さが、うまくブレンドされた滝川さんの語り口を、ぜひとも味わい尽くしていただけたらと思う。

ところで、本書はわたしが二足のわらじを履き続けてきた最後の仕事となった。いわばひとつの締めくくりを、滝川さんの力をお借りしながらこのようなかたちで迎えることができたことは、わたしにとっては幸運以外のなにものでもない。しかし滝川さんの全貌はまだ引き出しえてはいない。治療論や症例論ばかりではなく、発達論、子ども論、学校論、家族論そして時事論において、わたしが拝見した限りでもその論文は「宝の山」である。今度は筆一本の身として胸をお借りしたいと願うこと大である。テーマはすでに定まっている。

そのためにも本書が少しでも多くの方々の手に渡ることを祈りつつ、滝川さんと小川さんにお礼を申し述べたい。そして父の無謀な申し出を快く受け容れてくれた二人の娘にも、深く感謝。

二〇〇一年二月

サザンオールスターズの「TSUNAMI」の流れる仕事場にて

佐藤幹夫

滝川一廣（たきがわ・かずひろ）
1947年名古屋市生まれ。75年名古屋市立大学医学部卒業後、同精神医学教室に入局。岐阜精神病院（現・岐阜病院）に赴任。81年名古屋市立大学医学部精神科助手。84年より名古屋児童福祉センターに勤務。同センターの児童相談所部門の医師および情緒障害児短期治療施設部門の長を務める。95年、東京に移り、青木病院に勤務。99年より愛知教育大学障害児教室および同治療センターの助教授となる。
著書に『家庭のなかの子ども　学校のなかの子ども』（岩波書店）、『青年期の精神医学』（共著、金剛出版）、『治療のテルモピュライ』（共著、星和書店）がある。
佐藤幹夫（さとう・みきお）
1953年秋田県生まれ。75年國學院大學文学部卒業。養護学校教員を21年間務め、2001年の４月よりフリー。
著書に小浜逸郎氏との共著『中年男に恋はできるか』（洋泉社・新書ｙ）がある。

新書y 029

「こころ」はどこで壊れるか　精神医療の虚像と実像

発行日	2001年４月21日　初版発行
著者	滝川一廣　聞き手・編：佐藤幹夫©2001
発行者	石井慎二
発行所	株式会社 洋泉社 東京都千代田区神田小川町3-8　〒101-0052 電話　03(5259)0251 振替　00191-2-142410㈱洋泉社
印刷・製本	図書印刷株式会社
装幀	菊地信義

落丁・乱本のお取り替えは小社営業部宛
ご送付ください。送料は小社で負担します。
ISBN4-89691-530-5
Printed in Japan
洋泉社ホームページhttp://www.yosensha.co.jp